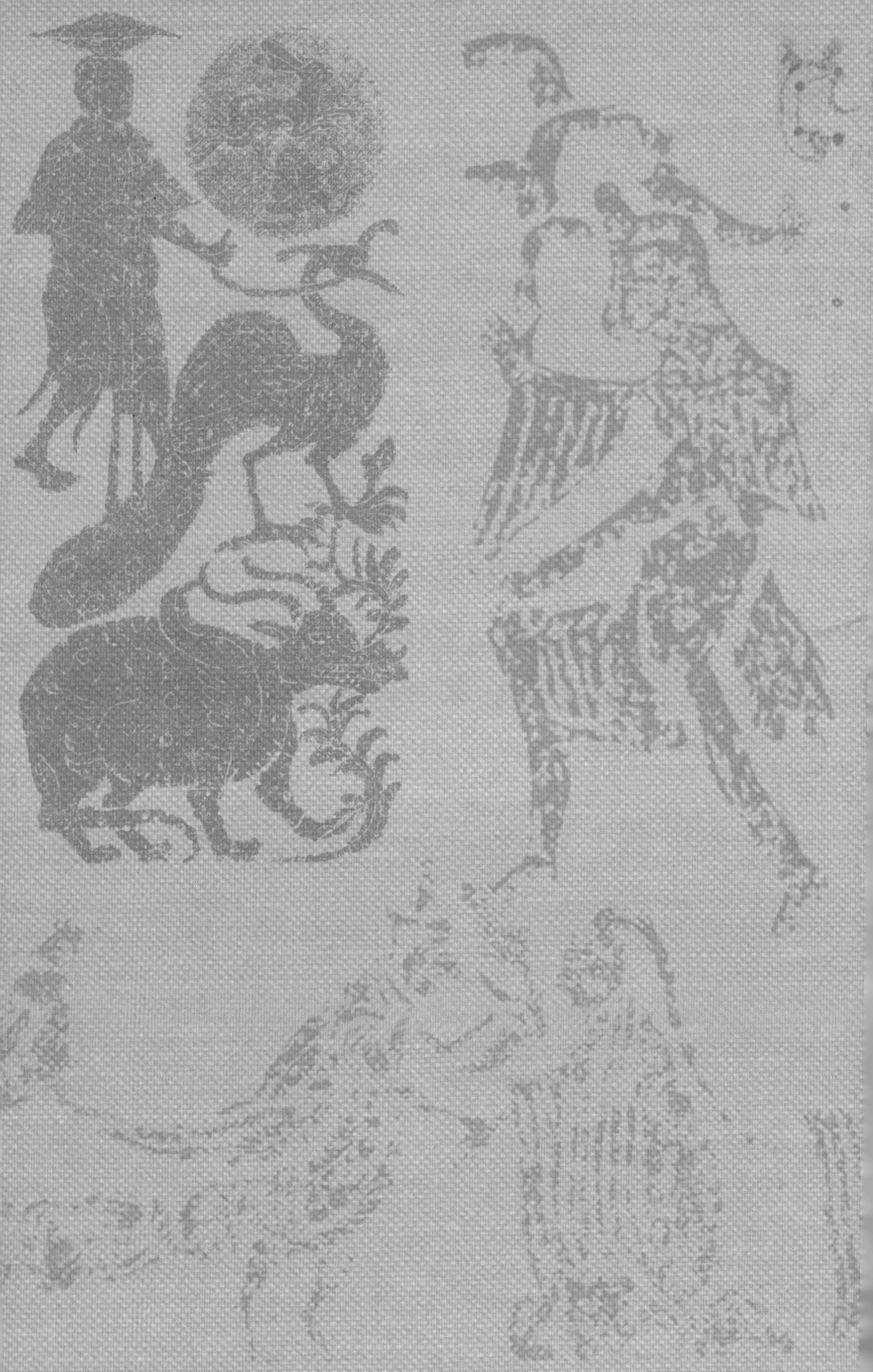

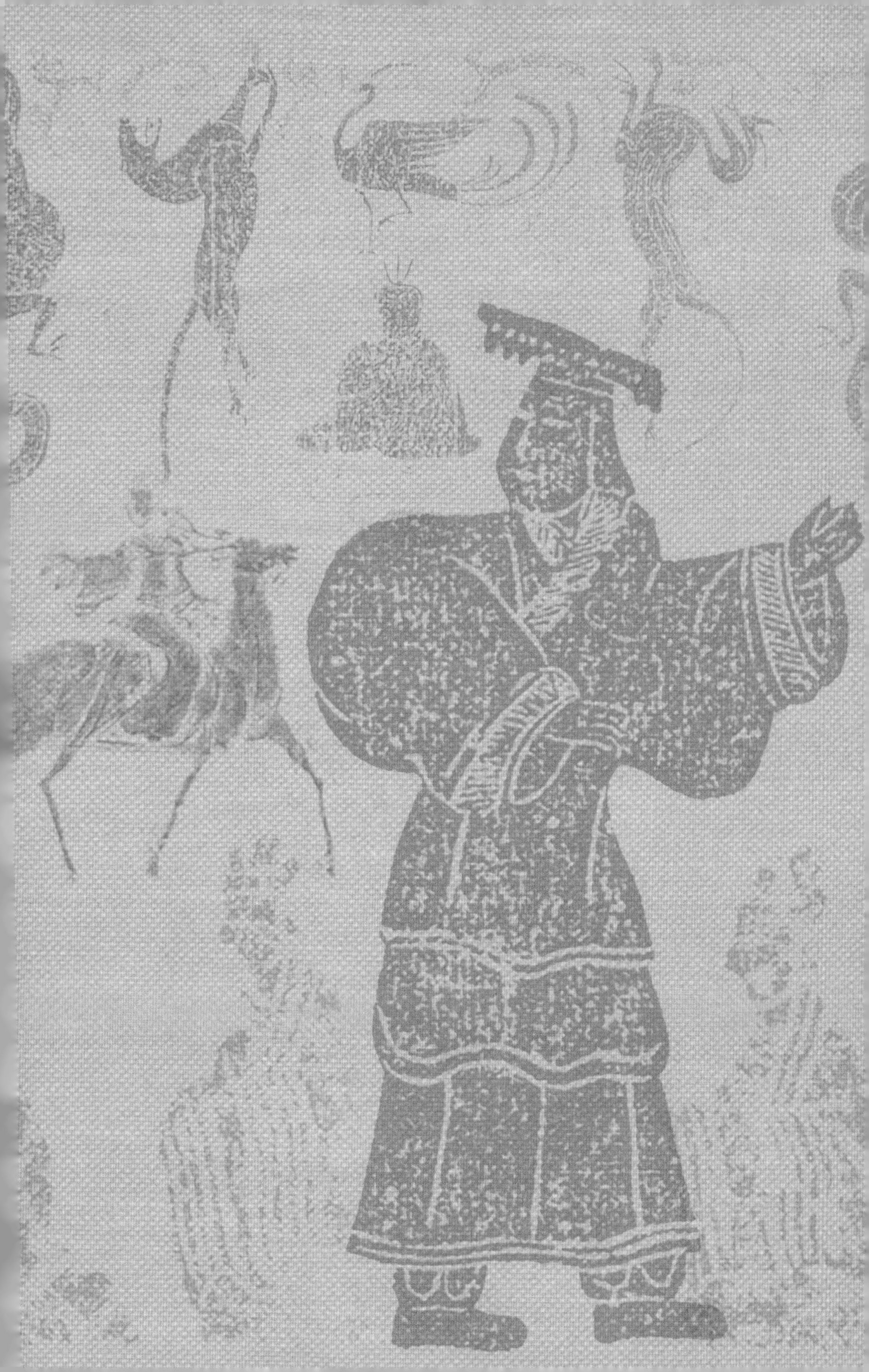

中国古医籍整理丛书

伤寒寻源

清・吕震名　撰

王琳　姜枫　叶磊　李成文　张妍　校注

中国中医药出版社

・北　京・

图书在版编目（CIP）数据

伤寒寻源/（清）吕震名撰；王琳等校注．—北京：中国中医药出版社，2015.12（2025.3重印）

（中国古医籍整理丛书）

ISBN 978－7－5132－2829－9

Ⅰ.①伤…　Ⅱ.①吕…②王…　Ⅲ.①《伤寒论》－研究　Ⅳ.①R222.29

中国版本图书馆 CIP 数据核字（2015）第 257446 号

中国中医药出版社出版

北京经济技术开发区科创十三街31号院二区8号楼

邮政编码　100176

传真　010 64405721

北京盛通印刷股份有限公司印刷

各地新华书店经销

*

开本 710×1000　1/16　印张 14　字数 87 千字

2015 年 12 月第 1 版　2025 年 3 月第 3 次印刷

书　号　ISBN 978－7－5132－2829－9

*

定价　40.00 元

网址　www.cptcm.com

服务热线　010 64405510

购书热线　010 89535836

微信服务号　zgzyycbs

书店网址　csln.net/qksd/

官方微博　http：//e.weibo.com/cptcm

淘宝天猫网址　http：//zgzyycbs.tmall.com

国家中医药管理局
中医药古籍保护与利用能力建设项目
组织工作委员会

主　任　委　员　王国强

副 主 任 委 员　王志勇　李大宁

执行主任委员　曹洪欣　苏钢强　王国辰　欧阳兵

执行副主任委员　李　昱　武　东　李秀明　张成博

委　　　　员

各省市项目组分管领导和主要专家

（山东省）武继彪　欧阳兵　张成博　贾青顺

（江苏省）吴勉华　周仲瑛　段金廒　胡　烈

（上海市）张怀琼　季　光　严世芸　段逸山

（福建省）阮诗玮　陈立典　李灿东　纪立金

（浙江省）徐伟伟　范永升　柴可群　盛增秀

（陕西省）黄立勋　呼　燕　魏少阳　苏荣彪

（河南省）夏祖昌　刘文第　韩新峰　许敬生

（辽宁省）杨关林　康廷国　石　岩　李德新

（四川省）杨殿兴　梁繁荣　余曙光　张　毅

各项目组负责人

王振国（山东省）　王旭东（江苏省）　张如青（上海市）

李灿东（福建省）　陈勇毅（浙江省）　焦振廉（陕西省）

蔡永敏（河南省）　鞠宝兆（辽宁省）　和中浚（四川省）

项目专家组

顾　问　马继兴　张灿玾　李经纬

组　长　余瀛鳌

成　员　李致忠　钱超尘　段逸山　严世芸　鲁兆麟　郑金生　林端宜　欧阳兵　高文柱　柳长华　王振国　王旭东　崔　蒙　严季澜　黄龙祥　陈勇毅　张志清

项目办公室（组织工作委员会办公室）

主　任　王振国　王思成

副主任　王振宇　刘群峰　陈榕虎　杨振宁　朱毓梅　刘更生　华中健

成　员　陈丽娜　邱　岳　王　庆　王　鹏　王春燕　郭瑞华　宋咏梅　周　扬　范　磊　张永泰　罗海鹰　王　爽　王　捷　贺晓路　熊智波

秘　书　张丰聪

前 言

中医药古籍是传承中华优秀文化的重要载体，也是中医学传承数千年的知识宝库，凝聚着中华民族特有的精神价值、思维方法、生命理论和医疗经验，不仅对于传承中医学术具有重要的历史价值，更是现代中医药科技创新和学术进步的源头和根基。保护和利用好中医药古籍，是弘扬中国优秀传统文化、传承中医学术的必由之路，事关中医药事业发展全局。

1949 年以来，在政府的大力支持和推动下，开展了系统的中医药古籍整理研究。1958 年，国务院科学规划委员会古籍整理出版规划小组在北京成立，负责指导全国的古籍整理出版工作。1982 年，国务院古籍整理出版规划小组召开全国古籍整理出版规划会议，制定了《古籍整理出版规划（1982—1990）》，卫生部先后下达了两批 200 余种中医古籍整理任务，掀起了中医古籍整理研究的新高潮，对中医文化与学术的弘扬、传承和发展，发挥了极其重要的作用，产生了不可估量的深远影响。

2007 年《国务院办公厅关于进一步加强古籍保护工作的意见》明确提出进一步加强古籍整理、出版和研究利用，以及

“保护为主、抢救第一、合理利用、加强管理”的方针。2009年《国务院关于扶持和促进中医药事业发展的若干意见》指出，要“开展中医药古籍普查登记，建立综合信息数据库和珍贵古籍名录，加强整理、出版、研究和利用”。《中医药创新发展规划纲要（2006—2020）》强调继承与创新并重，推动中医药传承与创新发展。

2003～2010年，国家财政多次立项支持中国中医科学院开展针对性中医药古籍抢救保护工作，在中国中医科学院图书馆设立全国唯一的行业古籍保护中心，影印抢救濒危珍本、孤本中医古籍1640余种；整理发布《中国中医古籍总目》；遴选351种孤本收入《中医古籍孤本大全》影印出版；开展了海外中医古籍目录调研和孤本回归工作，收集了11个国家和2个地区137个图书馆的240余种书目，基本摸清流失海外的中医古籍现状，确定国内失传的中医药古籍共有220种，复制出版海外所藏中医药古籍133种。2010年，国家财政部、国家中医药管理局设立“中医药古籍保护与利用能力建设项目”，资助整理400余种中医药古籍，并着眼于加强中医药古籍保护和研究机构建设，培养中医古籍整理研究的后备人才，全面提高中医药古籍保护与利用能力。

在此，国家中医药管理局成立了中医药古籍保护和利用专家组和项目办公室，专家组负责项目指导、咨询、质量把关，项目办公室负责实施过程的统筹协调。专家组成员对古籍整理研究具有丰富的经验，有的专家从事古籍整理研究长达70余年，深知中医药古籍整理研究的重要性、艰巨性与复杂性，履行职责认真务实。专家组从书目确定、版本选择、点校、注释等各方面，为项目实施提供了强有力的专业指导。老一辈专家的学术水平和智慧，是项目成功的重要保证。项目承担单位山东中医药大学、南京中医药大学、上海中医药大学、福建中医药大学、浙江省中医药研究院、陕西省中医药研究院、河南省中医药研究院、辽宁中医药大学、成都中医药大学及所在省市中医药管理部门精心组织，充分发挥区域间互补协作的优势，并得到承担项目出版工作的中国中医药出版社大力配合，全面推进中医药古籍保护与利用网络体系的构建和人才队伍建设，使一批有志于中医学术传承与古籍整理工作的人才凝聚在一起，研究队伍日益壮大，研究水平不断提高。

本着“抢救、保护、发掘、利用”的理念，该项目重点选择近60年未曾出版的重要古医籍，综合考虑所选古籍的保护价值、学术价值和实用价值。400余种中医药古籍涵盖了医经、基础理论、诊法、伤寒金匮、温病、本草、方书、内科、外科、女科、儿科、伤科、眼科、咽喉口齿、针灸推拿、养生、医案医话医论、医史、临证综合等门类，跨越唐、宋、金元、明以迄清末。全部古籍均按照项目办公室组织完成的行业标准《中医古籍整理规范》及《中医药古籍整理细则》进行整理校注，绝大多数中医药古籍是第一次校注出版，一批孤本、稿本、抄本更是首次整理面世。对一些重要学术问题的研究成果，则集中收录于各书的“校注说明”或“校注后记”中。

“既出书又出人”是本项目追求的目标。近年来，中医药古籍整理工作形势严峻，老一辈逐渐退出，新一代普遍存在整理研究古籍的经验不足、专业思想不坚定等问题，使中医古籍整理面临人才流失严重、青黄不接的局面。通过本项目实施，搭建平台，完善机制，培养队伍，提升能力，经过近5年的建设，锻炼了一批优秀人才，老中青三代齐聚一堂，有效地稳定了研究队伍，为中医药古籍整理工作的开展和中医文化与学术的传承提供必备的知识和人才储备。

本项目的实施与《中国古医籍整理丛书》的出版，对于加强中医药古籍文献研究队伍建设、建立古籍研究平台，提高古籍整理水平均具有积极的推动作用，对弘扬我国优秀传统文化，推进中医药继承创新，进一步发挥中医药服务民众的养生保健与防病治病作用将产生深远影响。

第九届、第十届全国人大常委会副委员长许嘉璐先生，国家卫生计生委副主任、国家中医药管理局局长、中华中医药学会会长王国强先生，我国著名医史文献专家、中国中医科学院马继兴先生在百忙之中为丛书作序，我们深表敬意和感谢。

由于参与校注整理工作的人员较多，水平不一，诸多方面尚未臻完善，希望专家、读者不吝赐教。

国家中医药管理局中医药古籍保护与利用能力建设项目办公室

二〇一四年十二月

许 序

“中医”之名立，迄今不逾百年，所以冠以“中”字者，以别于“洋”与“西”也。慎思之，明辨之，斯名之出，无奈耳，或亦时人不甘泯没而特标其犹在之举也。

前此，祖传医术（今世方称为“学”）绵延数千载，救民无数；华夏屡遭时疫，皆仰之以度困厄。中华民族之未如印第安遭染殖民者所携疾病而族灭者，中医之功也。

医兴则国兴，国强则医强。百年运衰，岂但国土肢解，五千年文明亦不得全，非遭泯灭，即蒙冤扭曲。西方医学以其捷便速效，始则为传教之利器，继则以“科学”之冕畅行于中华。中医虽为内外所夹击，斥之为蒙昧，为伪医，然四亿同胞衣食不保，得获西医之益者甚寡，中医犹为人民之所赖。虽然，中国医学日益陵替，乃不可免，势使之然也。呜呼！覆巢之下安有完卵？

嗣后，国家新生，中医旋即得以重振，与西医并举，探寻结合之路。今也，中华诸多文化，自民俗、礼仪、工艺、戏曲、历史、文学，以至伦理、信仰，皆渐复起，中国医学之兴乃属必然。

迄今中医犹为国家医疗系统之辅，城市尤甚。何哉？盖一则西医赖声、光、电技术而于20世纪发展极速，中医则难见其进。二则国人惊羡西医之“立竿见影”，遂以为其事事胜于中医。然西医已自觉将入绝境：其若干医法正负效应相若，甚或负远逾于正；研究医理者，渐知人乃一整体，心、身非如中世纪所认定为二对立物，且人体亦非宇宙之中心，仅为其一小单位，与宇宙万象万物息息相关。认识至此，其已向中国医学之理念“靠拢”矣，虽彼未必知中国医学何如也。唯其不知中国医理何如，纯由其实践而有所悟，益以证中国之认识人体不为伪，亦不为玄虚。然国人知此趋向者，几人？

国医欲再现宋明清高峰，成国中主流医学，则一须继承，一须创新。继承则必深研原典，激清汰浊，复吸纳西医及我藏、蒙、维、回、苗、彝诸民族医术之精华；创新之道，在于今之科技，既用其器，亦参照其道，反思己之医理，审问之，笃行之，深化之，普及之，于普及中认知人体及环境古今之异，以建成当代国医理论。欲达于斯境，或需百年欤？予恐西医既已醒悟，若加力吸收中医精粹，促中医西医深度结合，形成21世纪之新医学，届时“制高点”将在何方？国人于此转折之机，能不忧虑而奋力乎？

予所谓深研之原典，非指一二习见之书、千古权威之作；就医界整体言之，所传所承自应为医籍之全部。盖后世名医所著，乃其秉诸前人所述，总结终生行医用药经验所得，自当已成今世、后世之要籍。

盛世修典，信然。盖典籍得修，方可言传言承。虽前此50余载已启医籍整理、出版之役，惜旋即中辍。阅20载再兴整理、出版之潮，世所罕见之要籍千余部陆续问世，洋洋大观。

今复有“中医药古籍保护与利用能力建设”之工程，集九省市专家，历经五载，董理出版自唐迄清医籍，都400余种，凡中医之基础医理、伤寒、温病及各科诊治、医案医话、推拿本草，俱涵盖之。

噫！璐既知此，能不胜其悦乎？汇集刻印医籍，自古有之，然孰与今世之盛且精也！自今而后，中国医家及患者，得览斯典，当于前人益敬而畏之矣。中华民族之屡经灾难而益蕃，乃至未来之永续，端赖之也，自今以往岂可不后出转精乎？典籍既蜂出矣，余则有望于来者。

谨序。

第九届、十届全国人大常委会副委员长

许嘉璐

二〇一四年冬

王 序

中医学是中华民族在长期生产生活实践中，在与疾病作斗争中逐步形成并不断丰富发展的医学科学，是中国古代科学的瑰宝，为中华民族的繁衍昌盛作出了巨大贡献，对世界文明进步产生了积极影响。时至今日，中医学作为我国医学的特色和重要医药卫生资源，与西医学相互补充、相互促进、协调发展，共同担负着维护和促进人民健康的任务，已成为我国医药卫生事业的重要特征和显著优势。

中医药古籍在存世的中华古籍中占有相当重要的比重，不仅是中医学术传承数千年最为重要的知识载体，也是中医为中华民族繁衍昌盛发挥重要作用的历史见证。中医药典籍不仅承载着中医的学术经验，而且蕴含着中华民族优秀的思想文化，凝聚着中华民族的聪明智慧，是祖先留给我们的宝贵物质财富和精神财富。加强对中医药古籍的保护与利用，既是中医学发展的需要，也是传承中华文化的迫切要求，更是历史赋予我们的责任。

2010 年，国家中医药管理局启动了中医药古籍保护与利用能力建设项目。这既是传承中医药的重要工程，也是弘扬优秀民族文化的重要举措，不仅能够全面推进中医药的有效继承和创新发展，为维护人民健康作出贡献，也能够彰显中华民族的璀璨文化，为实现中华民族伟大复兴的中国梦作出贡献。

相信这项工作一定能造福当今，嘉惠后世，福泽绵长。

国家卫生和计划生育委员会副主任

国家中医药管理局局长

中华中医药学会会长

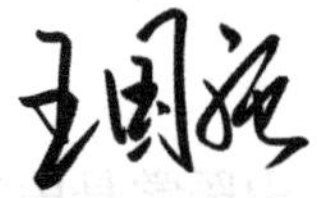

二〇一四年十二月

马 序

新中国成立以来，党和国家高度重视中医药事业发展，重视古籍的保护、整理和研究工作。自1958年始，国务院先后成立了三届古籍整理出版规划小组，分别由齐燕铭、李一氓、匡亚明担任组长，主持制定了《整理和出版古籍十年规划（1962—1972)》《古籍整理出版规划（1982—1990)》《中国古籍整理出版十年规划和“八五”计划（1991—2000)》等，而第三次规划中医药古籍整理即纳入其中。1982年9月，卫生部下发《1982—1990年中医古籍整理出版规划》，1983年1月，中医古籍整理出版办公室正式成立，保证了中医古籍整理出版规划的实施。2002年2月，《国家古籍整理出版“十五”（2001—2005）重点规划》经新闻出版署和全国古籍整理出版规划领导小组批准，颁布实施。其后，又陆续制定了国家古籍整理出版“十一五”和“十二五”重点规划。国家财政多次立项支持中国中医科学院开展针对性中医药古籍抢救保护工作，文化部在中国中医科学院图书馆专门设立全国唯一的行业古籍保护中心，国家先后投入中医药古籍保护专项经费超过3000万元，影印抢救濒危珍、善、孤本中医古籍1640余种，开展了海外中医古籍目录调研和孤本回归工作。2010年，国家财政部、国家中医药管理局安排国家公共卫生专项资金，设立了“中医药古籍保护与利用能力建设项目”，这是继1982～1986年第一批、第二批重要中医药古籍整理之后的又一次大规模古籍整理工程，重点整理新中国成立后未曾出版的重要古籍，目标是形成并普及规范的通行本、传世本。

为保证项目的顺利实施，项目组特别成立了专家组，承担咨询和技术指导，以及古籍出版之前的审定工作。专家组中的许多成员虽逾古稀之年，但老骥伏枥，孜孜不倦，不仅对项目进行宏观指导和质量把关，更重要的是通过古籍整理，以老带新，言传身教，培养一批中医药古籍整理研究的后备人才，促进了中医药古籍保护和研究机构建设，全面提升了我国中医药古籍保护与利用能力。

作为项目组顾问之一，我深感中医药古籍保护、抢救与整理工作的重要性和紧迫性，也深知传承中医药古籍整理经验任重而道远。令人欣慰的是，在项目实施过程中，我看到了老中青三代的紧密衔接，看到了大家的坚持和努力，看到了年轻一代的成长。相信中医药古籍整理工作的将来会越来越好，中医药学的发展会越来越好。

欣喜之余，以是为序。

中国中医科学院研究员

马继兴

二〇一四年十二月

校注说明

《伤寒寻源》系清代伤寒学家吕震名所撰。吕震名（1797—1852），字建勋，号搽村，祖籍安徽，后迁入杭州。吕氏对《伤寒论》颇有研究，前后用二十多年时间，探求伤寒各证之源。据吕震名自序、潘遵祁“钱唐吕搽村司马传略”的记载，吕氏至晚年著成《伤寒寻源》一书，此外还著有《内经要论》等。

《伤寒寻源》成书于清道光三十年（1850），为清代研究《伤寒论》的一部重要专著。据《中国中医古籍总目》著录，该书现存主要版本有清咸丰四年甲寅（1854）吴县潘遵祁刻本（简称咸丰本）、清光绪七年辛巳（1881）刻本（简称光绪本）、清末民国年间据咸丰四年吴县潘遵祁刻本之抄本、1922年燮余氏抄本、1936年裘吉生珍本医书集成本（简称集成本）、1942年长春大陆书局本等。其中，咸丰本为现存最早刊本，系初刻，又为足本；光绪本与咸丰本版本体系不同，内容完整，印刷清晰；集成本系民国时期著名中医药专家裘吉生先生以家藏孤本为底本校注而成。故本次整理以咸丰本为底本，以光绪本为主校本，以集成本为参校本。此外，并以明万历二十七年（1599）己亥赵开美校刻仲景全书本《伤寒论》等进行他校。

现将本次校注的有关问题说明如下：

1. 底本竖排繁体，今改横排简体，并进行标点。

2. 底本中异体字、俗写字予以径改。

3. 底本通假字、古字一般予以保留，并分别以“通”“同”出注。

4. 对难字、生僻字词加以注解。

5. 同一含义（用法）的字、词需多次出注者，只在首见处出注。

6. 因书改横排，原“右”“左”指上下文者，径改为“上”“下”。

7. 底本目录在每集之首，今一并置于正文之前，并据正文重新整理排序。底本目录与正文标题不一致时，依正文内容调整目录，不出校记。

8. 底本正文每一集首有“伤寒寻源”及“钱唐吕震名搽村著”字样，今删。

潘　序

余既为吕君搽村作传，从其子小搽茂才索君遗箸①，得《内经要论》一卷，《伤寒寻源》三卷，受而读之。因忆与君交廿年，辄能仿佛君况。君治病之暇，好饮酒，善奕②棋。余常过君，几上纵横残帙，一编烂然，则所箸《伤寒寻源》也。床头越酿一瓮，旁几楸枰③一奁④。二奕友见客至，辄避去。窗半破，风吹有声，短童发鬅鬙⑤侍侧室中，懒不治，日惟孜孜箸书。是三卷，上下二卷皆成书，中卷详诸证候，犹有未备，盖未竟作也。君之驱使草木，如其奕下子，无一闲著。而其嗜医，殆甚于其嗜酒技也，而进于道宜哉。夫三坟⑥言道，书阙有间，唐令⑦列医学，付之执技⑧之流，荐绅⑨先生罕言之，去古日远，

---

① 箸：通“著”。《荀子·非十二子篇第六》：“古之所谓处士者，德盛者也，能静者也，修正者也，知命者也，箸是者也。”

② 奕：通“弈”。《论语》：“不有博奕者乎？”

③ 楸枰（qiū píng 秋平）：棋盘。用楸木做成，故名。

④ 奁（lián 联）：匣盒。

⑤ 鬅鬙（péng sēng 朋僧）：头发散乱貌。

⑥ 三坟：指伏羲、神农、黄帝之书。

⑦ 唐令：唐代法规形式之一。唐代法规的基本形式有律、令、格、式4种。唐令包括武德令、贞观令、永徽令与开元令。

⑧ 执技：指有一技之长之人，如祝、史、射、御、医、卜、百工等。语见高保衡、林亿《素问》序。

⑨ 荐绅（jìn shēn 禁伸）：插笏于带间，指有官职或做过官的人。荐，通“搢”，插，《史记索隐》：“搢，今作‘荐’者，古字假借耳。”绅，古代仕宦者和儒者围于腰际的大带。

说益淆杂，人命至重，可为寒心。君是书庶不背古，亟为检校以行于世，《要论》一卷，尚俟续刊。

咸丰甲寅长夏吴县潘遵祁识

钱唐[1]吕搽村司马传略

壬辰秋，余弟病疟，既止复作，屡易医，最后得钱唐吕君搽村治之乃瘳。自是知搽村之能医，一家中有疾，必咨之，辄应手愈。余不知医，自与搽村交，始知医之不可尝试也，益不敢轻言医。搽村精于医而嗜酒客腊[2]，忽得肠癖证，余视之，谓余曰：此中满渐也，满则不治。余劝以节饮。未几果患中满，余又视之，已自知病必不起，不旬日竟殁于寓。其孤以浸，将归君丧，摭[3]君生平行略，属为文以传之。余交君久，又与君弟铨为同年友，不敢以不文辞。按：君讳震名，字建勋，号搽村，先世自徽迁杭，世业儒。祖讳嗣林，字兰田，乐善好施，乡里赖其周济。父讳文燕，字赓扬，克承父志，以节俭起家，家日丰，生丈夫子[4]三，君居长，以伯父学谦公无子，为之后。幼即岐嶷[5]，长而慷慨，读书不事生产，比君登贤书[6]，屡上公车[7]，家已中落，循例就直隶州州同[8]，分发湖北，所至有政声。时林文忠为方伯[9]，裕节愍守武昌，皆引重君，骎骎[10]将大

---

① 钱唐：亦作“钱塘”，古县名，属今浙江杭州。

② 客腊（xī）：以腊为客。腊，干肉。客，盖言喜之，重之也。

③ 摭（zhí 直）：拾取，摘取。

④ 丈夫子：男孩。古时子女皆称子，男孩称丈夫子，女孩称女子子。

⑤ 岐嶷（nì 腻）：幼年聪慧。《后汉书·桓荣传》：“生而岐嶷，七岁能诵诗。”

⑥ 登贤书：乡试考中，成为举人。

⑦ 公车：汉代官署名，后也代指举人进京应试。

⑧ 州同：清代知州的佐官，从六品。

⑨ 方伯：泛称地方长官。

⑩ 骎骎（qīn 侵）：疾速。

用，君忽动归思，杜门不复出，生平酷嗜医书，乃益肆力。适君之友王雨楼广文，侨居苏州，因来苏主其家。余之初识君也，以疾就诊，君问切精审，不杂一他语，立方必起草，阅数刻始安，犹谆谆论疾宜忌，终不杂一他语。后见君治病，率如是，心重之。别驾①汪君杏春，余妹婿也，亦数延君治病。忆余一女甥方试周②，忽遘疾，将殆矣。余夜往视，见病婴仰卧，胸鬲③如阜，呻吟拒按。余曰：是得毋结胸证乎？盍与搽村商之？翌晨延君至，曰：此果结胸证，宜小陷胸汤。如法与之，立效。君因是许余可谈医，而不知余固偶臆度之，实未尝知医也。余尝病瘅，治以茵陈汤不效，易平胃散又不效，脘中若藏井底泥，米饮至前辄哕。以问君，君曰：湿固是已，此寒湿，宜温之。与五苓散加附子，药下咽，胸次爽然。又余次儿病胎疟④，佥⑤云宜多发汗，勿遽止。君曰：《金匮》言凡疟以十五日为期，过此当一月。此证里邪为重，不当发汗。仅取半夏草果苓朴等味，始终未一用柴胡，两旬竟霍然。十年前有方氏子病伤寒疾革⑥，议用牛黄清心丸，其父来泣求丸，余诘其状曰：丸何为？惟吕先生或能愈若子。方如言延君至，曰：邪在腑，上蒙心包，开之是揖盗也，宜急下存阴。投以犀连承气汤。明日方喜告余曰：病愈矣。己酉秋，余婴时疾，疾甚深，君日必两至，亲戚来问

---

① 别驾：官职名，汉置，为州刺史的佐使。又称别驾从事。

② 试周：试儿，俗称“抓周”。古代小孩周岁时预测志趣的一种习俗。

③ 鬲：通“膈”。《素问·平人气象论》：“贯鬲络肺，出于左乳下。”

④ 胎疟：病名。亦称子疟、妊娠疟。多因孕妇脾胃虚弱，饮食停滞，夏伤于暑，感染疟邪所致。

⑤ 佥（qiān 千）：皆，都。

⑥ 革（jí 级）：通“亟”，指病重。《礼记·檀弓下》：“公曰：若疾革，虽当祭，必告。”郑玄注：“革，急也。”

讯，为余危，劝易医。余虽瞑眩，非君不进药，卒赖君力就差[1]。先是隔岁，余大女归省感疾，颇反复，婿家亦有医来，鲜折衷[2]，余昼夜审察，心力颇瘁，倚君获无恙。然余女病及余病，皆久而后已，或谓是本小疾，治不如法，故效迟。独余知君之临证确有把握，随病之进退治方，未尝以方之出人试病也。今年四月，余患头晕就君诊，君已病，犹为处一方，越日再就君，而君不能起矣。扁仓不作，能毋惜哉！君熟于《内经》六气五运之法，洞视八脉，遍览百家，而一以仲景为宗。其言曰：仲景《伤寒论》以人道合天道，使学者有切实下手工夫，不止为伤寒立法，能从六经辨证，则虽繁剧如伤寒，不为多歧所误，而杂证即一以贯之，可谓得医道之要领矣。君之为医，急人之病如已病，一家有病者数人，一一处之无倦容。暇辄手自撰论，阐发仲景之学，寒暑无间，精力由此渐耗。前年得中风证，自治良已。生平惟嗜酒，不意其竟以此致疾，疾且不起也。君为人伉直[3]，不屑屑问生计，侨居吾苏二十年，口不言贫，殁之日犹留酒债，余为偿之。呜呼！君以高才困矮屋，一履仕途，翩然高蹈，挟其技以活人，殆所称不得志于时者之所为耶？惟余之交君也以医，故论君之医独详，所著有《内经要论》若干卷，《伤寒寻源》若干卷，皆有功轩岐之学，他日必为世宝筏[4]。君生于嘉庆二年七月十九日未时，卒于咸丰二年五月三日午时，春秋五十有六，道光乙酉科举人，前署湖北荆

① 差：同“瘥”，病愈。《后汉书·华佗传》：“应便拔针，病亦行差。”
② 折衷：调节使适中。这里指调节病情，使其稳定。
③ 伉直：正直，刚直。
④ 宝筏：佛教语，比喻引导众生渡过苦海到达彼岸的佛法。

门州同知。子以浸，钱唐县庠生①，女二，张侃、高廷勋其婿也，女孙二。

潘遵祁曰：《后汉书》载华佗、郭玉辈治病恒有神术，不可思议，然非人人可学，或疑不经，仲景羽翼《内经》，推阐阴阳，著书立说，为后世医学之祖，史独阙焉，何也？君力求长沙宗旨，穷其奥窔②，而未尝一日自恃，临证若遇大敌，然不敢以病尝其术。孟坚③有言：拙者失理，以愈为剧。若君者庶几④免焉。

---

① 庠（xiáng 祥）生：明清科举制度中府、州、县学生员的别称。庠，古代学校。

② 奥窔（yào 要）：幽深奥妙。奥，本指屋内西南角，窔，本指屋内东南角，均引深为深奥。

③ 孟坚：班固，东汉史学家，字孟坚，撰《汉书》。

④ 庶几：或许可以，表希望或推测。

自　序

医学始于《内经》，而仲景《伤寒论》实为羽翼《内经》之书。《内经》阐发天人奥旨，非寻常能测其涯涘[①]。仲景就人一身之表里腑脏，推阐阴阳，搜抉病机，此以人道合天道，使学者有切实下手工夫，不止为伤寒立法也。而其书以伤寒命名者，盖以病之最繁而善变者莫如伤寒。伤寒及杂证总在六经上辨认，能解得六经辨证之法，虽繁剧如伤寒，尚不为多岐[②]所眩，而杂症即一以贯之，故学医者必从此问津，乃不迷于所行。惜其书散亡于兵燹[③]之余，经王叔和裒辑[④]成帙，后之学者墨守叔和序例之说，以为凡伤寒之病，多从风寒得之，殊不知伤寒不必尽属寒因，若风、若湿、若温、若热，皆统辖于伤寒二字内。仲景大法井井，本有矩矱[⑤]可循，特以序次错综，必待善悟者触类旁通，方能得其神髓。浅尝之辈，未经深求，于是执麻黄桂枝治风寒之成法，而概施之于温热病，误矣。及其既误，遂谓仲景之法宜于风寒不宜温热，于是谈温热者接踵而起。补方造论，非无可采，然舍仲景而言温热，究属一家之论，必仍向仲景讨根源，而伤寒之面目始全。仆究心仲景书二十余年，

---

① 涘（sì 四）：水边、边际，引申为尽头。

② 岐：通“歧”，分支，分岔。鲍照《舞鹤赋》：“指会归翔，临岐矩步。”

③ 燹（xiǎn 显）：兵火。

④ 裒（póu）辑：辑录。陈傅良《跋御制圣政序记》：“爰命史臣，裒辑圣政。”

⑤ 矩矱（yuē 约）：规矩，法度。

差[1]有心得，因将仲景引而不发，言下跃如之旨一一拈出，分为三编。首编辨明风、寒、湿、温、热源流及六经种种辨证诸法，次将各证辨别疑似疏为中编，后将制方精义疏为下编。探历圣之渊源，综诸家之得失，理必求其至当，言匪涉于无稽。仲景自序有云：若能寻余所集，虽不能尽愈诸病，庶可以见病知源。爰[2]名是编曰《伤寒寻源》，俾及门诸子得藉，是以为读仲景书之津梁，于医事亦不无小补云。

道光三十年岁次庚戌冬日钱唐吕震名撰

① 差：略，尚。

② 爰（yuán 元）：于是。

目 录

上 集

中　集

下　集

上　集

伤寒正名

万病莫逃于伤寒。伤寒之祖，断推仲景，而后人辄议仲景之书，详于风寒，略于温热，予谓此非惟不知仲景，并亦不知伤寒。按：仲景本《素问》及《八十一难》等书而作《伤寒论》。考《难经》云：伤寒有五，一曰中风，二曰伤寒，三曰湿温，四曰温病，五曰热病，其所苦各不同形。既曰伤寒有五，则伤寒只属病之总名。而五者之中，病又不专属寒因，若风、若湿、若温、若热，同隶伤寒有五条下，仲景作书而以伤寒命名者，义取诸此。今从仲景原文，反复互勘，其实仲景大法，合之《难经》伤寒有五之例，若合符契。其法总从太阳病辨起，如所云：太阳病，发热，汗出，恶风，脉缓者，名为中风。太阳病，或已发热，或未发热，必恶寒，体重，呕逆，脉阴阳俱紧者，名曰伤寒。太阳病发热而渴，不恶寒者为温病。太阳病关节疼痛而烦，脉沉而细者，此名湿痹。太阳中热者，暍是也，其人汗出，恶寒，身热而渴也。以此分配《难经》伤寒有五之例，界划分明。仲景《伤寒论》此伤寒字即《难经》伤寒有五之伤寒，而伤寒类中专有一种太阳病，或已发热，或未发热，必恶寒，体重，呕逆，脉阴阳俱紧者，独名之曰伤寒。此外若风、若湿、若温、若热，同属伤寒之类而各异其名。欲识伤寒之病，须先定伤寒之名，《语》[1] 云：“名不正则言不顺。”故予急正其名以冠于篇首。

论王叔和

仲景《伤寒论》，本散亡之余，王叔和编辑成帙，观其序例云：搜采旧论，录其对病真方，拟防世急。此非仲景原本可知矣。然则仲景之书，赖叔和而传，叔和之名，亦赖仲景而传。后之编次《伤寒》者不下数十家，徒相争于篇次之间，纷如聚讼。究之吾辈读书，苟能深明其义理，奚必相争于篇目？独其序例诚有可訾[2]，前明方中行[3]仅从削去，至国朝喻嘉言[4]、程郊倩[5]始痛加贬驳，虽立言未免过激，然以余平心而论，叔和传书之功，诚不可没。其序例之可议者，内如所陈温热异气，拉杂不清，至如以时论病，以日分经，与夫先汗后下之法，实与本论多相矛盾，反将仲景之圆机活法，说成呆相。予非敢轻诋前贤，乃沿此说者，其祸至今而未有已，故不得不为之辨，辨在

① 语：指《论语》。

② 訾：非议，指责。

③ 方中行：方有执，明代医家，字中行，撰《伤寒论条辨》。

④ 喻嘉言：喻昌，明末清初医家，字嘉言，撰《尚论篇》《医门法律》等。

⑤ 程郊倩：程应旄，清代医家，字郊倩，撰《伤寒论后条辨直解》。

后篇。

辟[1]泥四时论病之谬

天有四时，以布五运而分六气，人身应之，则有六经以分主五行。人在气交之中，果能奉若天道，御气调神，则寒暑温凉，亦自循乎天地自然之令气，何至于病，惟逆之而病生焉，则言病当穷乎人事之变。故仲景但就人身表里腑脏上审其所犯者何证，即知六气中之病属何气，六经中之病在何经，因其证之异同而病名斯定焉。其辨证之法，如同一太阳病而以证之有汗无汗，脉之浮缓浮紧，分别风与寒；又以口之渴与不渴，分别风寒与温；同一渴而又以恶寒不恶寒，分别温与热。至于传变之后，或出表，或入里，剖晰毫芒，随证通变，又施种种误治救逆之法，何等精细，何等圆活。

今乃谓冬月中而即发者，名为正伤寒，春为温，夏为热。不惟仲景论中并无此语，且如执是说，则冬月中岂无患太阳病发热而渴者乎？夏月中岂无患太阳病恶寒无汗者乎？将安所适从乎？岂一时之中，只许人生此一病，不许更生他病乎？此说实倡自叔和之序例，而疑团至今未破，故予亟打破此机关，为千百年来一扫魔障。

① 辟：驳斥。

辟泥日数分经之谬

予谓伤寒有五，其辨证先从太阳病辨起，而病正有不必尽从太阳起者，且即从太阳起而亦有传有不传。仲景以病静者为不传，若传胃者不复更传，即传经之中，亦不能泥定太阳之后，必传阳明。有由太阳而径传少阳者，有由太阳而径传三阴者，有由太阳不传阳明而传太阳之腑者。且传腑之中，有传气分者，有传血分者。又有病不起于太阳，由阳明而太阳者，由少阳而太阳者，更有直中阴经者，有由阴而还返于阳者，有阴阳分传者，有阳证似阴者，有阴证似阳者。种种变化，更仆难数，总不能以日数为拘，只宜在表里腑脏上探消息。如一二日即见里证，断无发表之理；五六日仍见表证，断无攻里之理。里证急于表证者，先治其里，后治其表；表证急于里证者，先治其表，后治其里。仲景论中朗若列眉，能解此活变之法，则先汗后下之邪说，更不烦言而知其谬矣。

论陶节庵[1]

陶氏之学，盛行于世久矣。人谓仲景之学，得陶节庵而始彰，吾谓仲景之书，得陶节庵而遂废，非苛论也。节庵毕生精神，致力于仲景《伤寒论》，非不费一番苦功，

① 陶节庵：陶华，明代医家，字尚文，号节庵，撰《伤寒六书》等。

而卒为王叔和所掩。故其论伤寒仍指为冬月正病，以桂枝麻黄二方，专为冬月正伤寒说法。此外论温论热，仍按节气论病，此仍沿序例之说，而于伤寒开手辨证功夫，尚未透彻。至其六经分证，牵入《内经》热病法与仲景伤寒法，一并砌入，混同无别，其论脉尤为可议。仲景识病大法，全凭脉证互参，方能谛实[1]病因。论中《辨脉》《平[2]脉》两篇，精微圆妙，非寤寐神游，焉能窥其奥窔？且其脉法之散见于六经篇中者，更当随证体认。节庵乃谓但凭浮中沉三部，及指下之有力无力，分别表里阴阳寒热虚实。殊不知此仅持脉之大纲，恶足以尽病情之变？而其尤悖谬者，谓小柴胡汤可以通治温疫时证，见热甚合解毒汤，不须论脉，此病定一七或二三七，自然汗出身凉而愈。信如此言，更不必辨其何经何证，并不必再辨浮中沉三部之脉，并不必辨其脉之有力无力，但用一小柴胡汤，听其延久自愈。此说一开，病之轻者，延久始愈，病之重者，后救亦无及矣。乃此书偏盛行于后世者，皆由今人无不避难而趋易，得如此简便之法，谁不乐从？而节庵自序乃云：后之同志，但须熟玩此书，不必集闲方而观别论。是分明教人以不必复读仲景书矣。试思仲景妙蕴，安能阐发得尽？纵日谆谆教人以宜学仲景，人犹畏难而思阻。今

① 谛实：明了落实。
② 平（pián 胼）：通“辩”，辨别。《尚书·尧典》：“九族既睦，平章百姓。”

如集中所辑方论，即果搜剔无遗，亦袛拾糟粕而遗神髓，何如汲汲直追仲景渊源？语云：取法乎上，仅得乎中。欲学伤寒，舍仲景其谁与归？

论吴又可

吴又可撇开仲景而自作《温疫论》，则似非仲景之徒者，而吾谓吴又可正深于仲景者也。仲景于风伤卫、寒伤营、伤风兼寒、伤寒兼风，尚不许混同施治，奚况温病。又可易麻黄桂枝成法于病之初起，而立达原饮一方，诚可补仲景之未备。至其传变之后，仍恪遵仲景成法，丝丝入扣，非枕藉①仲景者，恶能解此？但书以温疫命名，殊有未称。温病之中，有风温，有湿温，有新邪所伤，有伏邪为病，今论中所指三阳表证，而兼胸膈痞闷，心下胀满，或腹中痛，或燥结便秘，或热结旁流，或协热下利，或呕吐恶心，舌胎满布如积粉而濇者，此确是今之湿温病，又可之法，允为至当。喻嘉言谓湿温即包疫而言，命名之义，当在乎此。然此特温病中之一，而尚未该②温病之全。至于疫字之义，凡病长幼率相似者名曰疫。疫毒之最厉者，如大头瘟、虾蟆瘟、绞肠瘟、软脚瘟、瓜瓤瘟、疙瘩瘟，种种危证，呼吸死生，另有治法，非达原饮一方所能

① 枕藉：枕头与垫席。引申为沉溺，埋头。

② 该：通“赅”，包括。《儒门事亲》：“今余著此吐汗下三法之诠，所以该治病之法也。”

该括。且不独阳毒之病为疫，即阴经之病亦能成疫。试以近事征之，嘉庆年间，民患咽疮者多，甚则下利，此少阴证也，道光之初，民病霍乱者多，甚则转筋，此厥阴证也，皆疫也。仲景论中具有成法，依法治之，率多痊可，然则又可之书，非不足以辅翊仲景，予谓当易其名曰湿温论，则名斯称矣。

诸家编次

门人问曰：仲景《伤寒论》，固非完书，诸家编次，各一是非，当奉何为定本？答曰：此不能定，并亦不必定者也。仲景书当汉魏之交，久已散佚脱，不有叔和，今日安能复睹其书？叔和裒集旧论，自以序例冠于篇首，各篇之中，亦间有增入。仲景本论，逼真汉文笔法，叔和笔力，去仲景奚啻[①]天渊，此就文义本属可辨。内如《辨痉湿暍篇》云：伤寒所致太阳病痉湿暍三种，宜应别论，以为与伤寒相似，故此见之。此一段便是叔和集论发端语气。又如《可吐可汗可下篇》云：大法春宜吐，春夏宜发汗，秋宜下。此种断非仲景话头。自喻嘉言而后，叔和序例，既加驳斥，而各篇中叔和缀入之条，诸家亦多有当作圣经，详加诠注者。至于篇目序次，则古本已亡，又安能确指某条必在某条之下，此予所谓不能定者也。然而不能

① 奚啻（chì 赤）：何止，岂但。

定者，篇目也，其可定者，理也，法也。欲读是书，先要使六经辨证之法分得开，分得开，则一经有一经之定证，而不为旁议所挠，可以识病体之常。又要使六经辨证之法合得拢，合得拢，则此经有彼经之兼证，而不为疑似所惑，可以穷病情之变。此条之脉证有与彼条互见者，则当参酌以观其通，此家之注释有与彼家不合者，则当折衷以求其是。夫如是不拘何人所注之《伤寒论》，任彼节目之颠倒错乱，而以吾定识定力，寤寐神游，则正可因其参伍错综而悟出仲景当日之圆机活法，仲景之圆机活法既得，而吾心之圆机活法自生矣。特此诣难遽期之中智以下，困勉之功，恶可少哉？

司天[①]运气

司天运气，仲景不言，非忽也。上古圣人，欲通天之纪，从地之理，以调民之气。五运者，即金木水火土运行之数；六气者，即寒暑燥湿风火临御[②]之化。因按十二辰纪岁以明其气，太阳寒水，阳明燥金，少阳相火，太阴湿土，少阴君火，厥阴风木。子午之岁，上少阴火，下阳明金。丑未之岁，上太阴土，下太阳水。寅申之岁，上少阳相火，下厥阴木。卯酉之岁，上阳明金，下少阴火。辰戌

① 司天：运气术语，出自《素问·至真要大论》。主司岁运的五运六气。

② 临御：统管，治理。

之岁，上太阳水，下太阴土。巳亥之岁，上厥阴木，下少阳相火。此天地之气，运行旋转，以是绾[①]定上下，分别司天在泉，其次可按岁而纪。然上下旋转，虽有定位，而其中所乘之运，又按岁上所临之天干，分别异运，且六气皆有左右间，一岁之间，分别循环作主。此外，又有天符[②]岁会[③]三合[④]之不齐，南政北政[⑤]之易位，与夫气之胜与不胜，脉之应与不应，以及初终胜复，气至先后，自非通天彻地参赞位育之圣人，焉能知化穷神，洞烛无间。乃今人开口辄言司天运气，置一切精义于不讲，但言本年何气司天，是年之民，当生何病。此种耳食之谈，殊堪喷饭。且必按司天运气以言民病，则岁不一气，民不一病，转使学者无著实下手工夫。故仲景但就人身上三阴三阳，谛实病因，而天之五运六气，即已范围于莫能外。经云：善言天者，必有验于人。《内经》所言天人合一之学，仲景所言尽人合天之学。医之有仲景，犹儒之有孔子。试观四子书中所言，皆日用伦常之事，虽极参天地赞化育之功能，总在伦常日用上做起。端木子[⑥]曰：夫子之文章，可得而闻也，

① 绾（wǎn 晚）：控制，总管。

② 天符：运气术语。指通主一年中的运气与司天之气相符合的年份。

③ 岁会：运气术语，又称岁位。指中运与岁支之气相同，同时又当五方之正位。

④ 三合：运气术语。指主运、司天、年支三者同气相合。

⑤ 南政北政：是以流年十二地支所处位置而定。卯辰巳午未申在上，是谓南政；酉戌亥子丑寅居下，是谓北政。

⑥ 端木子：指端木赐，字子贡，孔门七十二贤之一。

夫子之言性与天道，不可得而闻也。此诚悟道之言也。

分别阴阳

天地之阴阳，数之可十，推之可百，数之可千，推之可万，莫窥其始，孰既其终。其切于人身者，则《内经》言人之阴阳，则外为阳，内为阴。言人身之阴阳，则背为阳，腹为阴。言人身之脏腑中阴阳，则脏者为阴，腑者为阳，肝、心、脾、肺、肾，五脏皆为阴，胆、胃、大肠、小肠、膀胱、三焦，六腑皆为阳，此言人身上分阴分阳之定位。然有阴中之阳，有阴中之阴，有阳中之阳，有阳中之阴。若背为阳，阳中之阳，心也，阳中之阴，肺也；腹为阴，阴中之阴，肾也，阴中之阳，肝也，阴中之至阴，脾也。按：五脏皆为阴，而其表里内外雌雄相输应者，仍不离阴阳互根之义，由是则六腑概可推矣。要之阴在内，阳之守也；阳在外，阴之使也。阴胜则阳病，故阳病治阴；阳胜则阴病，故阴病治阳。阳胜则热，阴胜则寒者，病体之常也；重寒则热，重热则寒者，病情之变也。此轩岐之宗旨。而仲景当日平脉辨证，分别三阴三阳之治，其大旨不越乎此。然泛言阴阳，无从把握其下手工夫，先要在表里脏腑上分别清楚。仲景辨脉法有四语，足以蔽之，曰：浮为在表，沉为在里，数为在腑，迟为在脏。此大纲也，从此悟入，思过半矣。

十二经离合

《内经·金匮真言论》以肝、心、脾、肺、肾五脏为阴，胆、胃、大肠、小肠、膀胱、三焦六腑为阳，至《灵兰秘典论》以五脏、六腑合膻中为十二官。脏者为阴，足太阴脾，手太阴肺，足少阴肾，手少阴心，足厥阴肝，手厥阴膻中，总之阴也者，藏精而起亟者也。腑者为阳，足太阳膀胱，手太阳小肠，足阳明胃，手阳明大肠，足少阳胆，手少阳三焦，总之阳也者，卫外而为固者也。然阴阳必相维附，故脏与腑相为表里。脾与胃为表里，同从土化也；肺与大肠为表里，同从金化也；肾与膀胱为表里，同从水化也；肝与胆为表里，同从木化也；心与小肠相表里，同从火化也；膻中与三焦为表里，乃手少阴之别脉，摄行君火者也。此三阴三阳之定位。至其离合之数，则更合前后上下内外互为环抱。三阳之离合，太阳为开，阳明为阖，少阳为枢；三阴之离合，太阴为开，厥阴为阖，少阴为枢。《内经·阴阳离合论》可覆按也。不观阴阳之所以分，无以识病体之常；不观阴阳之所以合，无以达病情之变。故善诊者，察色按脉，分别阴阳，阳病治阴，阴病治阳，定其血气，各守其乡，其旨远矣。

察脉大法

自王叔和《脉经》而后，宋之崔嘉彦[①]，明之李时珍，其脉诀皆盛行于世，然皆繁琐莫得其要领。仲景脉法，有最要一字诀曰缓。仲景云：阳脉浮大而濡，阴脉浮大而濡，阴脉与阳脉同等者，此名曰缓。缓则不疾不徐，以周行于营卫之间，无太过，亦无不及。因推及太过之脉，则若卫气盛名曰高，营气盛名曰章，高章相搏名曰纲。不及之脉，则若卫气弱名曰惵，营气弱名曰卑，惵卑相搏名曰损。此于缓脉外别著此二条，以明有余不足之脉态。然迟与缓亦微有别，缓则卫气和，迟则营气和，脉缓而迟，刚柔相得，此名曰强，若缓迟相搏，即名曰沉。凡诊本脉及病脉，总以相得者为平脉，相搏处认病脉，此是仲景当日言下宗旨。至于表里腑脏，固从浮沉迟数上看，然合之高章卑惵，互相体认，则阴阳之间，虚实判焉。故以大、浮、数、动、滑列为阳脉，沉、涩、弱、弦、微列为阴脉。由是引伸触类，则若芤、若革、若牢之属，种种不一其名，俱从相搏处分别脉状，以审病因。更以呼吸按之，则若代、若结、若促之类，亦即从此推出。后世脉诀，皆宗此分门别类。然此中参伍错综之妙，具有彻上彻下彻表彻里工夫，使非从仲景经文，反复讨论一番，恶能通其精

---

① 崔嘉彦：南宋医家，字希范，号紫虚道人，撰《四言脉诀》《崔真人脉诀》等。

微哉？

寸口脉论

五脏六腑死生吉凶之法，独取决于寸口。《内经》脉法，以左寸属心，右寸属肺。而《难经》云：寸口者，脉之大会，手太阴之脉动也。手太阴肺之经也，其独责在肺者，何也？盖以左寸属心，心为一身营气之主，右寸属肺，肺为一身卫气之主，此位之分寄者也。然营卫之气，全赖谷气以为输布，谷气入胃以传于肺，五脏六腑皆以受气，其清者为营，浊者为卫，营行脉中，卫行脉外，营卫行阳二十五度，行阴二十五度为一周，五十度复会于手太阴。人一呼一吸，皆出于肺，以此为呼吸之门，而营卫之主，实两而一者也。仲景于寸口脉，先示以十六字金针，曰：浮为在表，沉为在里，数为在腑，迟为在脏。夫以人身为论，则背为阳，腹为阴，外为阳，内为阴，腑为阳，脏为阴。以脉象而论，则寸为阳，尺为阴，浮为阳，沉为阴，数为阳，迟为阴。寸本属阳，而何以并得为脏阴之诊？故仲景复申言之曰：假令脉迟，故知在脏也。由此观之，不特阳经之病，宜取决于寸口，即病之由阳入阴，或直入阴经者，寸口之诊，皆不容忽矣。有此十六字以为大纲，此外之相搏而成病脉者，即从此引伸触类，以审病因之所在，此在平日熟玩工夫。

趺阳少阴脉论

寸口脉为一身营卫之主，设非胃气，何以上输津液而分布营卫。趺阳者，正阳也，居中土为五行之母，是持脉必以胃气为本。少阴属肾，肾为水脏，与三焦合为一气，人身之真水真火，根蒂于此。水赖土制，少阴必得趺阳镇伏，而后能交合三焦，蒸布津液。经曰：少阴负趺阳者，顺也。趺阳以候胃气，为中焦之主，少阴以候肾气，为下焦之主，实与寸口脉分配上中下三部。按叔和《脉诀[①]》，以冲阳穴在足跗上五寸，骨间动脉上去陷谷三寸者，为趺阳之诊。然脉法未有按足之明文，且本论明言脉有三部，阴阳相乘，又何以言寸口而不及关尺。则知两关主中焦，脾胃之所司，即趺阳之诊。两尺主下焦，肾之所司，即少阴之诊。趺阳诊在关，以右统左，少阴诊在尺，以左统右，亦犹寸口脉之专主手太阴也。欲明趺阳少阴之诊，还在三部内推详。

脉分阴阳死生论

门人问曰：仲景云阴病见[②]阳脉者生，阳病见阴脉者死。世遂谓仲景之书，专主扶阳而抑阴，然与？答曰：此

① 诀：据文义，疑作“经”。

② 见：同“现”，显露。本段下文中的几个“见”字皆同。《史记·平原君虞卿列传》：“夫贤士之处世也，譬若锥之处囊中，其末立见。”

阴阳二字，只须就表里虚实上讲。凡邪之中人，在表为轻，在里为重，出表为顺，入里为逆。阴病见阳脉，则里邪有出表之机，故主生；阳病见阴脉，则表邪有陷里之势，故主死。大、浮、动、数、滑五者为阳脉，阳脉主表主实，阴病见阳脉，则正复而邪自退，病虽重可生；沉、涩、弱、弦、微五者为阴脉，阴脉属里属虚，阳病见阴脉，则正衰而邪孰御，病虽轻亦死。阳病本主生，然见阴脉，则生中伏有死机；阴病本主死，然见阳脉，则死中具有生路。两“见”字即《中庸》“莫见乎隐，莫显乎微[①]”之义，临病之工，可不知戒惧乎？至于扶阳抑阴，乃是元明以来相沿之陋说。《易》言：一阴一阳之谓道。阳统乎阴，然而阳亢有悔；阴承乎阳，然而阴疑必战。故经云：阴平阳秘，精神乃治。所谓病者，悉由乎阴阳之偏也，仲景治病诸法，第就其阴阳之偏胜者，剂[②]其偏而病自已。故有时阳气亢极，但用纯阴之剂，不杂一毫阳药，非毗[③]于阴也，育阴正以剂阳。有时阴气盛极，但用纯阳之剂，不杂一毫阴药，非毗于阳也，扶阳正以剂阴。其有阴阳气虽偏胜，而尚未至于偏极者，阳药方中，必少加阴药以存津，阴药方中，必少加阳药以化气。虽有时寒热互投，补泻兼进，似乎处方之甚杂，其实原乎阴阳互根之理，剂其

① 莫见乎隐，莫显乎微：意谓其极隐秘极细微之处没有不显现出来的。
② 剂：调节，调和。
③ 毗：辅助。

偏胜以协于中，人受中以生。圣人之道，中道也，后世圣道不明，流为曲说，因之丹溪有阴常不足阳常有余之论，景岳辟丹溪，而又为阳常不足阴常有余之论，则学者漫无适从而惑滋甚矣。《内经·生气通天论》明言：生之本[①]本于阴阳。其论司天运气，治诸胜复之法则，但曰：寒者热之，热者寒之，温者清之，清者温之，无问其数，以平为期。是明言阴阳贵得其平矣。仲景之学，直接轩岐，历圣相传之道，不外一中，偏阴偏阳，总属邪说，读仲景书，当在中字上著眼。

仲景六经辨证与《内经》热病论互异

仲景六经辨证之法，与《内经》不尽相合。余尝深思之而不得其解，及读程郊倩《伤寒后条辨》，其贬驳叔和序例内，有一段入理深谭[②]，殊为可采。《内经》云：热病者，皆伤寒之类也。著一类字，见热病特伤寒中之一类耳，然类而不类，亦不类而类，盖同此六经，而病因之寒热有不同。如一日巨阳受之，头项痛，腰脊强，类也，其不类者，恶寒与不恶寒也。二日阳明受之，身热目痛，鼻干，不得眠，类也，其不类者，伤寒入胃，热病不入胃，入胃则不传故也。三日少阳受之，胸胁痛而耳聋，类也，其不类者，伤寒有往来寒热，热病但有半里之热，而无半

---

① 本：原作“气”，据《素问·生气通天论》改。

② 谭：通“谈”。《串雅序》：“戊寅航海归，过予谭艺。”

表之寒也。伤寒三阴证，有寒热错杂之不齐，热病则但有热而无寒。四日太阴受之，则腹满嗌[①]干，全不类伤寒腹满，吐利，食不下之太阴也。五日少阴受之，则口燥，舌干而渴，虽类伤寒少阴负趺阳之一证，而总不类伤寒脉微细，但欲寐之少阴也。六日厥阴受之，则烦满而囊缩，在伤寒烦或有之，而却不类伤寒食不下，下即吐蛔之厥阴也。似此剖晰精详，可称千古只眼，而吾更谓《内经》之言日数者，使人知其常，仲景之不言日数者，欲人通其变，学伤寒家，先须打破此疑团，于仲景法始有把握矣。

辨中风一

仲景书以伤寒命名，而首列中风。《内经》云：风者，百病之始也。清静则肉腠闭拒，虽有大风苛毒，弗之能害。是则中风之为病，多由于腠理之疏，而后风邪得以易袭，故本论云：太阳中风，阳浮而阴弱，阳浮者热自发，阴弱者汗自出，啬啬恶寒，淅淅恶风，翕翕发热，鼻鸣干呕者，桂枝汤主之。所言太阳中风之病状，皆就皮毛上形容，邪本由外而入，亟当驱之外出，但腠理本疏，又不可大发其汗，故仲景桂枝汤之取义，但主调和营卫以解肌表，取其漐漐微似有汗，不可令如水流漓。方中芍药甘

① 嗌：咽。

枣，主固营气以托出卫邪，使风邪不敢内入而外出，然后桂枝合生姜，得建驱邪之绩。今人不识此义，改用一派风药，迫之使汗，甚或加辛热之药，扰动营血，其不致召变逆而成危证者鲜矣，医者可不慎之于始欤？

辨中风二

门人问曰：《金匮》所称中风历节病，与《伤寒论》中之中风何以异？答曰：伤寒例中之中风，其病先犯太阳，逗留于肌表之间，治不如法，传变之后，方始入里。若《金匮》所指中风，外不见头痛发热诸表证，总因络脉空虚，贼邪不泻，正气引邪，㖞僻不遂。邪在于络，肌肤不仁，邪在于经，即重不胜，此犹浅者也。若邪入于腑，即不识人，邪入于脏，舌即难言，口吐涎，则入之深矣。同一风，因而其间深浅缓急，迥乎不同，以《金匮》所指，不从太阳病起，不待传变，故不入伤寒之例。

辨中风三

门人问曰：世俗所称伤风病，又何以别之？答曰：此病头痛，恶寒，发热，与伤寒例中之中风同，以其咳嗽，鼻塞涕自出，是由皮毛以入于肺，与鬲间痰饮相合，并不传变。然人每视为寻常感冒，病家医家皆从忽略，殊不知此病一经误治，久而不愈，肺金立败，肺败则肾水之子失荫，而肾亦与俱败。且本气既伤，日盗脾胃母气，以供其挹[①]取，久之而中土亦败，其始不觉，其继莫救者，比比皆然。徐灵胎[②]曰：伤风之疾，由皮毛以入于肺，肺为娇脏，寒热皆所不宜，太寒则邪气凝而不出，太热则火烁金而动血，太润则生痰饮，太燥则耗精液，太泄则汗出而阳虚，太涩则气闭而邪结。并有视为微疾，不避风寒，不慎饮食，经年累月，病机日深，或成血症，或成肺痿，或成哮喘，或成怯弱，误治之害，不可胜数。至哉言也。

辨伤寒一

仲景书以伤寒命名，此伤寒乃外感病之统名也。而伤寒类中，专有一种太阳病，或已发热，或未发热，必恶寒，体重，呕逆，脉阴阳俱紧者，独名之曰伤寒。伤寒与中风，同见头项强痛恶寒之太阳病，同一浮脉，最易牵混，最宜分别。脉浮而缓，汗自出者，此属风因；脉浮而紧，汗不出者，此属寒因。风则伤卫，寒则伤营，营卫界限綦[③]严，丝毫不容错认。而叔和序例，谓凡伤寒之病，多从风寒得之，风与寒尚混同无别，奚况温热耶？又谓冬时严寒，中而即病者，名曰伤寒。无论仲景当日未有此说，即指定冬时发者始为正伤寒。设当严寒之时，遇有头

① 挹取：汲取。挹，舀，把液体盛出来。

② 徐灵胎：徐大椿，清代医家，字灵胎，晚号洄溪老人，著《医学源流论》等。

③ 綦（qí 其）：极，很。

痛发热之太阳病，或其人脉缓汗自出，或但发热不恶寒而渴者，将概从仲景大发其汗之例，其不误人者几希。然则从时乎？从证乎？惑滋甚矣。要之仲景之圆机活法，初未尝泥定四时言病，但教人从平脉辨证上认取。太阳病无论已未发热，必恶寒，体痛，呕逆，脉阴阳俱紧者，即此便是真正寒伤营病，似此辨得真确，自不得以风混寒，并不至以热乱寒矣。

辨伤寒二

伤寒病有同一发热，其邪不在太阳而直入阴经者。按：三阴经中，惟少阴一经，最易与太阳病牵混，以太阳膀胱与少阴肾，一脏一腑，相为表里，其在阴精素虚之人，寒邪不俟由表传经，径从膀胱之腑，袭入肾脏者有之矣。故仲景于大青龙汤一证，伤寒脉浮缓，身不疼，但重乍有轻时，必辨其无少阴证，方予以大发其汗，若误施之少阴病，则肾中真阳随汗飞腾，可不慎欤？太阳伤寒，其脉浮紧，或兼风因，间有浮缓。若少阴病，其脉必沉而微细。仲景于少阴病，始得之，反发热，脉沉者，特有麻黄附子细辛汤之制，盖必以附子镇摄肾中真阳，而后麻黄细辛始得引少阴之邪驱之出表。其有寒邪初犯太阳，以次传经，渐入三阴者，又多寒热错杂之证，不必尽属寒因。更有种种救逆诸法，或径从里解，或还从表解，随证施治，又各不同矣。若寒邪直入三阴，绝不见一毫表证者，其证或吐利，或厥冷，或烦躁，种种危候，死生之机，只争俄顷，则当急用回阳猛剂，直破重局，收复真阳，迅扫阴霾，稍缓须臾，即属不救。仲景大法，森森①俱列，谁谓伤寒之病可概从表散哉？

辨温病一

温病之于风寒，在太阳病初起时，已自不同。仲景于伤寒中风而外，明揭出太阳病发热而渴，不恶寒者为温病。太阳中风，啬啬恶寒，翕翕发热。太阳伤寒，或已发热，或未发热，必恶寒。太阳温病，但发热，不恶寒。而其辨证最要之诀，又全在渴之一字。盖风寒之邪，由外而入，必待传变后，里热炽盛，方始口渴。若温病初起便渴，此在太阳病时，早与里热相合，消烁津液，不即善治，真阴之亡，可立而待。且风寒之病，或微汗，或大汗，或战汗，病随汗解。温病虽汗不解，若汗出热不退而脉反躁盛者，《内经》即决为死证，阴精亡故也。故凡治温病者，当以阴精为至宝，此自轩岐以来一脉相传之宗旨。仲景既揭明温病，苦无专方，后人以意造方，思补仲景之缺，究未可为典要。以予度之，仲景于中风病，以风为阳邪，卫气易泄，尚不取大发其汗，则温病之不宜发汗，此理断然莫易。《内经》云：温者清之。意者当以清

① 森森：严谨有序貌。

里为主，而微兼解肌可乎。

辨温病二

仲景既言太阳病发热而渴，不恶寒为温病，更剔出风温之为病，而特申发汗之禁，是有二说焉。温邪内发，误责其汗，卫气既疏，风邪又袭，两阳相合，身反灼热，此一说也。温邪内伏，少阴既病，肾精不藏，内风易动，由里出表，汗出之后，身乃灼热，此又一说也。二说可以并存，而其不宜发汗则一也。余按：温之为病，本有新邪伏邪之不同。新邪者，内热本郁，适与时令之温邪相感召，身乃灼热，此病之兼内外因者。伏邪者，阴分自病，风自内生，虽见表热，其病全属内因，而绝不关外因。若发汗后而身反灼热者，不惟阳脉本浮，即阴津与汗俱泄，阴脉亦浮，故脉阴阳俱浮。若自汗出，身重，多眠睡，息必鼾，语言难出，何一非津伤之象，更逆之以误下，则阴虚，重泄其阴，逆之以误火，则阳亢益扰其阳，一误再误，不至促命期①不止。仲景禁例，如此森严，能知其所禁而治法可微会矣。然则治温病者，亦当于未发汗之前，详审病因，慎勿误治焉可矣。

辨温病三

门人问曰：《内经》言冬伤于寒，春必病温。又言冬

① 促命期：生命垂危之际。

不藏精，春必病温。仲景但言温病，并未指明春温。温病果专属春时发乎？答曰：冬三月，此谓闭藏，古圣人顺冬气以养脏，使志若伏若匿，若有私意，若已有得，去寒就温，无泄皮肤，使气亟夺。此养藏之道，预为来春奉生地步，故月令先王以至日[1]闭关，商旅不行，后不省方[2]，诚慎之也。冬伤于寒者，以无固密居室之功，致泄皮肤而寒气内薄，然当其时不即病，感春月之温气始发。肌肤乃阳明胃经之所主，寒毒藏于肌肤，阳明经中久郁之邪，一旦发出而外达于太阳，是由阳明而太阳，不尽由太阳而阳明少阳，故与风寒之邪由表入里者治法不同。然此犹病温之轻者，若冬不藏精之温病，则更不守闭藏之令，数犯房室，其人肾水先亏，一遇温邪感触，乘虚直入，遂有勃然不可御之势，此邪往往直入少阴，更不得以太阳论治。大凡冬伤于寒之温病，病在太阳，即当急存胃中之津液。冬不藏精之温病，病入少阴，尤当急顾肾中之津液。至谓病温必在春时，则四时之中，非其时有其气者，当亦不免，即如《内经》言秋伤于湿，冬生咳嗽，岂咳嗽必在冬时耶？故仲景大法，断不泥四时言病也。

---

① 至日：指冬至日。

② 后不省方：君王不巡视邦国。后，君王；方，邦国。

辨温病四

门人问曰：有病温而反宜用温药愈者，何也？答曰：此正仲景所指伏气之为病。仲景云：伏气之病，当须脉之，若脉微弱者，当喉中痛似伤，非喉痹也。病人云：实喉中痛，虽尔，今复欲下利。按：喉痹一证，多由温邪郁结三阳，宜按阳经论治。今咽中虽痛，似伤而非真伤，又脉见微弱，则病不在太阳阳明，而在少阴。冬不藏精之人，少阴肾脏先已自病，少阴之脉夹咽，故为咽痛。阳僭于上，阴亦无以自固，故虽咽痛，势必复作下利，咽痛复下利，此为少阴证，若误作喉痹而以阳经论治，亡可立待矣。更有身体灼热，绝似阳经表证，而脉见微弱，且多杂以少阴证者，是内挟真寒，外显假热，误进寒凉，即速其毙，凡此皆当急温之证。仲景大法，森森俱列，同一病温，而阴阳寒热判然不同，藉非脉法辨别真确，毫厘千里，几何不为疑似所惑哉？

辨湿温一

仲景论湿病，未尝明言湿温，然湿温之病状，可即仲景论中，比类得之。王叔和于仲景《伤寒论》剔出痉、湿、暍三种，以为宜应别论，其于湿病首列湿痹，即从太阳辨证，曰：太阳病，关节疼痛而烦，脉沉而细者，此名湿痹。则是湿证中同有头项强痛恶寒之太阳病，其类于伤寒者以此。然湿痹之病，其人小便不利，大便反快，故当利小便，使湿邪从太阳之腑而解，是湿也，而不必其兼温也。又云：湿家之为病，一身尽疼，发热，身色如似熏黄，此又示人以谛实湿病之法。然湿病多端，亦不必尽属兼温。因思仲景已分明揭出太阳病发热而渴，不恶寒者为温病，以所言种种湿证，与此条之温病互勘，则湿温之病状，可得而言矣。湿温初起，所见之太阳病，头痛，腰痛，骨节烦痛，与太阳伤寒同，以湿病本主身疼也。发热，汗出，恶风，与太阳中风同，以温邪本易汗出也。但风寒之邪，由表入里，湿温之邪，由里出表。故当太阳病初起时，其蒸郁之气，即已弥布三焦，故或往来寒热，胸膈痞满，呕吐，不欲食，或腹中痛，不大便，或下利稀臭水，表里之病，往往一时并见。以上各证，不必悉具，必兼口渴，舌上胎者，此属湿温之定证。又湿病脉多沉细，湿既兼温，脉不尽沉；温病脉浮，温复挟湿，其脉又不尽浮。不浮不沉之间，其中候必数，以数之甚与不甚，别邪之轻重，病之缓急，合此脉证互参，始知仲景不言湿温，而湿温之脉证在其中，湿温之治法即在其中矣。读仲景书，当知比类，不知比类，即风寒之显然者，尚且目眩，奚况湿温哉？

辨湿温二

门人问曰：夫子本仲景法而言湿温之为病，既可比类以通其义矣，然仲景言湿病曰风湿、曰寒湿，此显然可稽者，不识治法可与湿温相通否？答曰：此同一湿病而治法判然不同，今且与子先论风湿。仲景言风湿相搏，一身尽疼痛，其稍轻者，身体烦疼，不能自转侧，重则骨节烦疼，掣痛不得屈伸，近则痛剧，或身微肿，甚至汗出短气，小便不利，恶风不欲去衣。此其证虽有轻重不同，总由风湿中入关节，浸淫于皮肤筋骨之间，并无里邪。故仲景于风湿相搏证，特著出不呕不渴四字，以明与湿温有别。风湿相搏之证，法当汗出而愈。但大发其汗，风气去，湿气在，只取微微似欲汗出者，此为风湿俱去。阅仲景方，主用术以理脾胜湿，更藉附子之大力，迅走卫外，追风逐湿，绝不杂一毫风药，自得微汗而解。此与中风病之主用桂枝，必赖芍药甘枣和营分以托出卫邪者同义。设以此等剂而误施之既渴且呕之湿温病，不立速其毙者几希。又湿家之为病，身色如似熏黄。发黄之证，不惟湿热已也，寒湿在里，亦能发黄。仲景有不可下之戒，以其别于湿温病也，而曰当从寒湿中求之，则当以温药祛寒胜湿，不言可知矣。子欲知湿温，当知湿证中又各有表里寒温之不同，能辨于其似，则湿温之真面目始见。欲知湿温之别于风湿、寒湿，当先审其口之渴与不渴，在他证皆可或有或无，断未有温邪内伏而口不渴者，此要诀也。

辨湿温三

门人问曰：仲景言太阳病发热而渴，不恶寒者为温病，湿症兼温，以渴辨证矣。然太阳中暍[1]，其初起亦汗出而渴，与湿温之渴，又何以别之？答曰：此当以舌上胎为辨。凡热邪之在经者，口虽渴，舌上无胎，且渴能引饮。湿温之病，阳明胃腑先为湿困，内伏之温邪被湿邪郁遏，不能遽出于阳经，故当湿温病初起之时，虽渴不能引饮，必待传变之后，邪入于胃，而成阳明可攻之证，方大渴引饮。故仲景云：湿家病，舌上如胎者，以丹田有热，胸中有寒，渴欲饮水而不得饮，则口燥烦也。此一段文字，虽未明言湿温，恰确是湿温初起之候。仲景于此证虽有下早则哕之禁，若邪已入胃，大渴引饮，而成阳明可攻之证，则此时下不宜迟，又仲景言外之意矣。而谓仲景书中无从窥湿温真面目者，彼其人实未窥仲景藩篱，恶足与言治病哉？

辨湿温四

门人问曰：夫子本仲景法而勘破湿温之源流，可谓详且尽矣，究之主治若何，愿并明之。答曰：欲知其治，当先明其禁，予从仲景书推广其义。按：仲景言湿家不可发

① 中暍：中暑，中热。

汗，又温病不宜发汗。若见头痛发热之太阳病而妄发其汗，卒之汗出热不退，且津液内夺，里邪愈锢[①]，变证蜂起，此首禁也。湿温病，一经传胃，便当急下以存阴，切不可误信后人下不厌迟之谬说。若当初起之时，全是一团蒸郁之气，未传到胃，遽予妄下，转致蕴遏，胃气无由输邪外泄，此二禁也。燥能胜湿，此理之常，今湿邪又兼温邪，若纯用香燥破气，立致劫津化热，此三禁也。温者清之，亦理之常，今温邪又兼湿邪，若纯用寒凉直折，转致助湿蕴邪，此四禁也。湿痹之病，可利小便，若兼温邪，全藉内中津液，足胜病气，病虽剧可治，若用苓泽等渗泄之剂强责其小便，则有著之邪，安能从膀胱宣泄，一经传变，内外灼热，真阴随涸，此五禁也。温邪内伏，与湿交蒸，热淫之气，上蒙清窍，往往病起即见昏谵，但当逐去其邪，则神识自清，若遽指为热入心营，遂予犀角牛黄之属，是谓诛伐无过，究之膈间之邪，分毫不动，徒扰营血，反致引邪深入，立召班[②]、狂、喘、厥诸变，此六禁也。凡此皆湿温病初起之禁例。至于传变之后，仍当按仲景种种救逆诸法，分别施治。然则初起之时，汗之不可，下之又不可，燥之不可，清之又不可，利之不可，开之又不可，果何从著手耶？则惟化湿之中，佐以清温，其庶

---

① 锢：通“痼”，疾病经久不治。《汉书·贾谊传》：“失今不治，必为锢疾，后虽有扁鹊不能为已。”

② 班：通“斑”。《丹溪心法·丹溪翁传》：“得诸见闻，班班可纪。”

几乎。

辨湿温五

门人又问曰：夫子向言吴又可《温疫论》其所列温疫各证，即今之湿温病，今言湿温初起治法，但当于化湿之中，佐以清温，则吴氏达原饮当必有合。而今人每訾吴氏为偏于用下，夫子亦言湿温初起，不宜妄下，若吴氏之书，其不能无弊与？答曰：吴又可觑破此等证，与风寒之邪由外而入者不同。其所定达原饮一方，厚朴、槟榔、草果破结以化湿，知母、黄芩、芍药、甘草和阴以清温，当时服之者称为仙方。然吴氏目此病为温疫，指为异气所致，未尝明言湿温，至喻嘉言辨明温疫，谓湿温即包疫而言。今以吴氏所列种种各证与今病相参，始知其所指温疫，即今之湿温病，此则无心暗合。至于传变之后，仍不离仲景种种救逆诸法，故吾谓吴氏立论，虽似撇开仲景，反足为仲景之功臣。至湿家病，仲景本有下早之禁，而吴氏亦有邪未入胃不宜妄下之戒。若入胃之后，不予以急下大下，则津液立涸，且风寒之邪传入阳明，而成胃实可攻之证，一下即解。湿温系黏著之邪，多有下之未尽，仍须再下者，此实病机之使然，而不得议其偏于用下也，倘不传入胃，便不得妄下。凡风寒之种种传变，湿温病皆得有之，并有转属寒证，宜用温药而愈者，此又吴氏论中之所未及，亟当从仲景追寻渊源矣。

辨热病一

刘河间阐发《素问》元机[①]，叙热病凡三十有三证，此泛言热因之病机，而伤寒例中所称之热病却不系此，此亦犹伤寒例中之中风，不与《金匮》中风历节病一例看者同义。凡风寒之病，一经传变之后，大率转成热证，其最难辨者，莫如太阳病初起时。此伤寒例中之热病，却要在初见头痛项强恶寒发热之太阳病时辨起。按：仲景云，太阳中热者，暍是也，其人汗出恶寒，身热而渴也。仲景分明指此为暍病，则合之《内经·热病论》所云先夏至日为病温，后夏至日为病暑者，即从此例矣。同一太阳病，温病渴而不恶寒，热病渴而恶寒，中风汗出而不渴，热病汗出而渴，伤寒不渴而恶寒无汗，热病汗出恶寒而渴，仲景辨证，如此明确。其主治不与风寒温湿同法，又可推矣，盖热则伤气，故反恶寒，热则耗津，故见口渴，至于汗出身热，罔非阳邪怫郁之状。《金匮》明设人参白虎汤之制，取其益气生津，涤除烦热，此又显示人以可循之矩镬，后世之用六一散，即祖此意。设遇此等病而妄行解肌发汗，其不致贻误者几希。谁谓同一头项强痛恶寒之太阳病，而可不辨之于微哉？

① 元机：玄机。谓微妙之理。

辨热病二

问曰：病热而反恶寒者，何也？答曰：此义《内经》明言之。经云：恶寒战栗者，皆属于热。又云：禁栗[①]如丧神守，皆属于火。故河间云：病热甚而反觉其寒，此为病热，实非寒也。夫火郁于内，逼阴向外，阳盛拒阴，往往见外寒之证，且恶寒而渴，自与中风伤寒之恶寒不同，但当直彻[②]其热，则恶寒之表证自罢。又《难经》云：热病之脉，阴阳俱浮，浮之而滑，沉之散涩，此病机之常。然以今人当夏月盛暑，或坐卧当风，或恣啖生冷，内热被外寒所束，热益郁而不得泄，因反病热。故仲景于太阳中暍，别出脉弦细芤迟、脉微弱两条，以尽病情之变，此又仲景当日之圆机活法，以牖[③]后人临症之灵心善悟。遇此等证，便不宜用寒凉直折，后贤治夏月暑病，有用大顺散、香薷饮者，正自此义。且《内经》云：人伤于寒，则为病热。正惟热病中亦见头项强痛恶寒之太阳病，故得类于伤寒之例。夫上古圣人，夏三月，养长之道，夜卧早起，无厌于日，使气得泄，若所受在外，热固欲其外泄，不欲其内壅也，旨深哉。

---

① 禁栗：口噤寒战。禁，通“噤”。《素问·至真要大论》作“诸禁鼓栗”。

② 彻：撤除，撤去。

③ 牖（yǒu 有）：通“诱”。《传疏》：“牖者，诱之假借。”

太阳问答一

问曰：何以识为太阳病？答曰：太阳之为病，脉浮，头项强痛而恶寒，凡论中所称为太阳病者，即指此脉此证而言。假如病家云苦头项强痛恶寒，诊之脉浮，此即太阳病，便当察其身热之微与甚，视其有汗无汗。若身热汗自出，脉浮而缓者，此太阳中风证。或未发热，或已发热，无汗而喘，脉浮而紧者，此太阳伤寒证。又如病家云苦头项强痛发热。问之，不恶寒反渴者，此属温病。若视之舌上胎，一身尽疼，身色如似熏黄者，此属湿温。又如病家云苦头项强痛恶寒，视之汗出身热而渴者，此属热病。凡此五者，乃太阳病初起平脉辨证之大纲。然又有伤风兼寒，伤寒兼风，或风兼温，或风兼湿，或寒兼湿，或风兼热，甚或寒热错杂，皆从此定证定脉，参伍错综以观其通。太阳一经，乃伤寒家开手工夫，能从此处谛实病因，则投剂悉中肯綮①，手到病除，更无传变之足言矣，学伤寒家，首宜识此。

太阳问答二

问曰：太阳病，主头项强痛恶寒者，何义？答曰：太阳之脉，起于目内眦，上额交颠，从颠入络脑，还出别下

① 肯綮（qìng 庆）：指骨肉相连的地方，比喻要害或事物的关键。

项，连风府，循肩膊，内挟脊，抵腰中，故头项强痛恶寒是太阳病必有之证，仲景特挈此为提纲。此外，或已发热，或未发热，或体重腰痛，或自汗，或无汗，皆太阳病中或然或不然之证，故但散见于诸条，而不入提纲之内。至温病之不恶寒者，以温病由里而出表，虽见太阳病，其病因本不关太阳，故微有别。按：《内经》云，巨阳者，诸阳之属，其脉连于风府，故为诸阳主气。夫手太阳小肠为受盛之官，足太阳膀胱为州都之官，小肠受盛之物，全藉膀胱气化而始能出，此"气"字即巨阳为诸阳主气之气。膀胱、小肠位居腹下，当至阴之地，《内经》谓太阳根起于至阴，结于命门。心与小肠同资火化，设膻中之使道绝，而肺之治节不行，何以下注膀胱而输津液？心主营，肺主卫，太阳一经，统司营卫，故为诸阳主气，而冠六经之首，谓太阳主表，义系诸此。自后世注伤寒家，专责太阳膀胱经，遂有传足不传手之谬说。又谓太阳为寒水之气，以寒召寒，故有伤寒之名，亦未免失之穿凿。但从营卫上讨消息，则于太阳病已思过半矣。

太阳问答三

问曰：太阳病不解，即传入阳明乎？答曰：此不尽然。仲景云：伤寒一日，太阳受之，脉若静者为不传，颇欲吐，若燥烦，脉数急者，为传也。伤寒二三日，阳明少阳证不见者，为不传也。可见病之轻者不传，即病之重者，治之如法，亦不必尽传，其必欲传者，亦不必尽传阳明。有本经自传，而从太阳之经传入太阳之腑者，此谓犯本。太阳病由经入腑，其中又有气血之殊，热伤膀胱气分，则为畜[①]水，热伤膀胱血分，则为畜血。畜水之证，利其水则愈，畜血之证，下其血则愈，盖邪既入腑，即从腑解，治仍不离乎太阳也。至于误治之后，种种变逆，亦非一致，尤当按证分别施治，设拘于一日太阳，二日阳明之说，使当其时阳明之脉证不见，亦可从阳明论治乎？故夫泥日数以分经者，其贻误必不少也。

太阳问答四

问曰：凡病伤寒，其传为热，而有反寒者何也？答曰：太阳病误治致逆，救逆之法，当分水火为二大纲。足太阳膀胱与足少阴肾为表里，手太阳小肠与手少阴心为表里。脉法以左尺属水，为元阴之根，坎象[②]也；右尺属火，为元阳之根，离象[③]也。太阳寒水之气，全资火化，第心君之火，寂然不动，赖膻中为臣使之官，下合三焦，以生趺阳而伏少阴，方合坎离既济之妙。太阳主表病，本当从表解，但解表之中，须相其人之津液，夫此所谓津液者，水火合化而阴阳互为其根者也。太阳病治不如法，阳虚则

---

① 畜：同“蓄”。《周易·序卦》：“比必有所畜。”陆德明释文：“畜，本亦作‘蓄’。”

② 坎：八卦之一，卦形象征水。

③ 离：八卦之一，卦形象征火。

阴盛，而水邪致逆，阴虚则阳盛，而火邪致逆。水邪之为病，水入即吐，甚则心下支满，腹中雷鸣。又其甚者，气从少腹上冲心，或脐下悸欲作奔豚，若此之类，皆以阳微而致水逆。火邪之为病，其人腰以下必重而痹，或圊血[①]，或大渴引饮，甚则谵语。又其甚者，手足躁扰，捻衣摸床，若此之类，皆以劫阴而致火逆。水盛则火就灭，急当扶阳以制水，火盛则水立涸，急当泻火以存阴，此在太阳病误治之后，其传变便有水火寒热之不同，正不必尽传为热。又况误汗误下之后，或大汗出，筋惕肉瞤，或下利不止，此亡阳之候，以大剂参附，驷马追之，犹虞不及，此尤当急温者矣。若谓某日当在某经，而计日以定汗下，岂理也哉？

太阳问答五

问曰：太阳误汗，其变有别否？答曰：最危者误发少阴汗。仲景于大青龙汤证，必辨无少阴证相杂者，方可大发其汗，盖太阳与少阴相表里，少阴病亦有发热身重之证，然脉微细，但欲寐，便与太阳病不同。若误认为太阳病而大发其汗，则肾中真气与汗俱泄，以致筋惕肉瞤，真阳之亡，可立而待。又有太阳病本宜汗解，或其人阳气素虚，不相其人之津液，妄予大发其汗，亦足召亡阳之变。

---

① 圊（qīng 清）血：大便下血。圊，厕所。

更有发汗后，卫阳已虚，外风又袭，此属漏风，其人恶风，小便难，四肢微急，难已[1]屈伸，其证与亡阳微有别，皆当以回阳为急者也。若发汗之后，津液被劫，真阴受戕，其人大渴引饮，不大便，甚则谵语口干咽烂，手足躁扰，甚则热深厥逆，此真阴将涸之候，但看阴液尚有一线未亡，可施灌溉之力，若阴已涸者，救亦无及。要之阳亡之候，其死速，急回其阳而取效转易，阴亡之候，其死迟，急顾其阴而取效反难，果当太阳病初起时治之如法，何遽至此哉！乃知今人妄称伤寒，不察其人之病因，不顾其人之津液，谓病在太阳，概从汗散者，诚操刃之事也。

太阳问答六

问曰：误下若何？答曰：太阳病误下后，若作协热利者，法当挽下陷之邪，仍从太阳之表而解。若中土陷者，以理中为急；若下元惫者，以固下为急；若下利清谷不止者，急温其里，非四逆汤不救。此皆真阳将随下利而亡，挽回阳气，不容稍稽时日。若热邪在表，因误下之故，致表邪陷入，搏聚于心胸，因有为痞为结之变。仲景云：病发于阳，而反下之，热入因作结胸；病发于阴，而反下之，因作痞。治心下痞，仲景有诸泻心法，治结胸，仲景

① 已：通“以”。《三国志·诸葛亮传》：“自董卓已来，豪杰并起。”

有大小陷胸法，各因其势之轻重缓急，分别救疗，其法丝丝入扣，不容分毫假借，宜熟玩也。今人于太阳病下法，亦不敢轻试，然但屏去硝黄，以为慎下，至一切香燥导气之品，最耗散正气者，反恣行无忌，致酿成种种变逆，我见甚多矣，夫岂必待用硝黄而后为妄下哉？

太阳问答七

问曰：误火者其变亦有别否？答曰：太阳病脉浮者，当以汗解。汗者，心之液，心主营，必使营与卫和，则汗出津津而解。若以火迫汗，火气内攻，营气受灼，故或圊血，或发黄，或谵语，甚至口干舌烂，骨焦筋伤，种种皆亡阴之象，此证之易辨者。又有其人心阳素虚，一遇火灼，心阳随之外越，以致惊狂卧起不安者，亟亟挽飞越之阳神，间有可救，然亦危矣。同属误火，其变证亦有亡阴亡阳之别。误火之弊，今人亦不敢妄试，然当太阳病时，习用辛热迫汗者，其弊与误火等，可不慎哉？

阳明问答一

问曰：何以识为阳明病？答曰：阳明之为病，胃家实是也。然泛言胃实，恰从何处辨证而知阳明之为病，此其间亦有经腑之别。发热汗自出，不恶寒反恶热，甚则舌上干燥而烦渴欲饮水者，此是阳明经证。若潮热，不大便，谵语，腹满痛者，此属阳明腑证。传经之邪，在经则传，入腑则不传，故曰阳明居中土也，万物所归，无所复传，惟有亟从下夺而解。其欲作经者，阳明一经，来路自太阳，去路自少阳，其太阳证未罢，而阳明证已见者，亟当从太阳领出其邪，以断阳明从入之路。若阳明证具，而少阳证未见者，当直折本经散漫之热，使胃中津液和而愈，以断阳明从出之路。若阳明证未罢，而少阳证已见者，又当亟从少阳和解之法，即以断从少阳转入三阴之路。此传经之邪，亟当相其人胃中之津液，前后照顾，预防变逆，不必尽属可攻之证。至既入于腑，无所复传，不予亟攻，津液随竭，则惟当急下以存阴，更不必有所瞻顾。欲识阳明病，先要在经腑上辨明真确，而或谓病在阳明，概从清凉攻下者，此非法也。

阳明问答二

问曰：太阳病传入阳明，其状何若？答曰：太阳之为病，头项强痛而恶寒，其后恶寒将自罢，濈濈然微汗出，此欲传阳明之候。汗出潮热，不恶寒反恶热，则阳明之外证悉具矣。然阳明病从太阳传入，必审太阳病全罢，方可从阳明论治。若阳明证已见，而太阳证未罢者，治当仍从太阳而不从阳明。故仲景于太阳初入阳明之候，特挈出两条，谓：阳明病，脉迟汗出多，微恶寒者，表未解也，可发汗，宜桂枝汤。阳明病，脉浮无汗而喘者，发汗则愈，宜麻黄汤。盖风寒之邪，由表而入里，此将入未入之界，当逆挽其邪，使仍从太阳而解。至温病初起，即不恶寒，热病初起，即汗出而渴，此在太阳病时，阳明证同时并见，更当急顾阳明之津液，不与风寒同法，此又仲景言外之意，可从无字句处悟入。故凡读仲景书，既从有字句处知其定法，又当从无字句处参其活法，则庶几其可进于道乎。

阳明问答三

问曰：阳明经病，可解表乎？答曰：阳明为水谷之海，输布津液，外主肌肉，无津液何由得汗，汗过多即伤津液。阳明病本自汗出，汗虽出，热仍不解，正当急存胃中之津液，岂有再行发汗之理？今人误以葛根汤为阳明表药，殊不知仲景葛根汤之制，以麻桂合葛根，仍属太阳与阳明同治，不得执是方以治阳明经热。若潮热汗出，大渴引饮，此阳明证悉具而太阳证全罢，亟当顾阳明之津液，以除渴而涤热，设误发其汗，则津液随竭。至入腑之候，其宜下不宜汗，更不必言矣。仲景于太阳中风、太阳伤寒宜发汗之证，尚慎重不敢过发其汗，正以胃中津液为重也。风寒如此，奚况温热哉？太阳如此，奚况阳明哉？

阳明问答四

问曰：阳明腑病，攻之宜矣，然不大便，岂皆属阳明病乎？答曰：不大便，不必尽属阳明病，阳明病亦不必悉皆不大便。按：脉法云脉有阴结阳结者，何以别之？曰：其脉浮而数，能食不大便者，此为实，名曰阳结也。其脉沉而迟，不能食，身体重，大便反硬，名曰阴结也。即此可见不大便之病因，内有阴结阳结之不同，不必尽属阳明可攻之证。又仲景于阳明病提纲，既揭明云：阳明之为病，胃家实是也。又云：有太阳阳明，有正阳阳明，有少阳阳明。太阳阳明者，脾约是也；正阳阳明者，胃家实是也；少阳阳明者，发汗利小便已，胃中燥烦实，大便难是也。此在仲景恐人误以阳明病概属胃实可攻之证，故于阳明之来路去路，别出太阳少阳两条，以示下法，不宜孟浪[①]之意。必于阳明病发热汗多，不大便，腹满痛，或绕脐痛，烦躁谵语者，此当急下之证。然或大便乍难乍易，喘冒不能卧，或自利清水，色纯青，心下痛，口干燥者，亦宜急下之证。由此观之，则所谓阳明之为病，胃家实者，更不得泥定不大便矣。不此之察，或不应下而下，或应下而反失下，其弊正相等，安得呆执下法，以治阳明腑病哉？

阳明问答五

问曰：阳明病，其传入之路，皆从太阳乎？答曰：不

① 孟浪：鲁莽。

然。太阳病不解，潮热汗自出，不恶寒反恶热者，此太阳传入阳明之候。然温热之病，汗出而渴，其初起多由阳明而太阳者，已不侔[1]矣。更有太阳病甫[2]传阳明，只在于经，腹中矢[3]未定成硬，慎不可攻，久之矢定硬，乃可攻之，此邪由经入腑，此谓本经自相传。又少阳病，服柴胡汤已渴者，属阳明也，此少阳亦有转属阳明之候。此在三阳经中，其传入之路已别，然犹显而易辨者。至三阴经病，多有寒热错杂之证，若热邪之传入三阴者，亦有从阳明下夺之法。如太阴病之大实痛，宜取桂枝大黄，微利以约脾阴。少阴病之口燥咽干，当用大承气，急下以救肾水。至厥阴病热深厥深之后，下利谵语者，亦主有燥矢，则可见三阴经病亦有还返阳明者。故曰阳明居中土，万物所归，一入阳明之腑，则邪自无所复传，惟有下夺而解。然则阳明病之来路，种种不齐，于何辨之？亦先辨之于经与腑而已矣，经与腑之辨，亦辨之于脉与证而已矣，而益信计日以定经者，诚谬说也。

阳明问答六

问曰：阳明病有寒证否？答曰：胃为水谷之海。胃中实热者，胃阴就涸，当存胃阴为急；胃中虚冷者，胃阳将

---

① 侔（móu 谋）：相等，齐等。

② 甫：刚刚。

③ 矢：通“屎”。《史记·廉颇蔺相如列传》：“顷之，三遗矢矣。”

惫，当顾胃阳为急。凡热入胃而成可攻之证者，其攻法当在不先不后之界，攻之太早，诛伐无过，徒伤胃气，攻之太迟，坐延时日，劫尽胃液。仲景于阳明病，既胪列[①]种种当急下之证，复别出种种不可攻之戒。诚以胃中虚冷者，水谷不别，则欲作固瘕[②]，若不能食者，攻其热必哕。又食谷欲呕者，更当急温其胃。此中寒热殊因，丝毫不容假借，然而疑似之间，尤当细辨。即以呕证论，若太阳之恶寒呕逆，少阳之心烦喜呕，便与阳明之食谷欲呕者不同。且同属食谷欲呕之一证，若予吴茱萸汤而反剧者，则又属热格上焦之证。又阳明病，误攻其热必哕，然太阳误火劫津，甚亦至哕，则同一哕而寒热又不同。至于水谷不别而作固瘕者，更与协热下利者不同。仲景辨证，如此森严，藉非瘑瘝神游其理，则临证之间，几何不为他歧所惑哉？

阳明问答七

问曰：阳明病，传入少阳，其状何若？答曰：凡邪入阳明之腑者不传，其在经者有传有不传，其必欲传者，在阳明病一见少阳证，便当从少阳和解。故仲景云：阳明病，发潮热，大便溏，小便自可，胸胁满不去者，小柴胡汤主之。若阳明病，胁下硬满，不大便而呕，舌上白胎

① 胪（lú 炉）列：即罗列。胪，列也。

② 固瘕：病证名。指脾肾虚寒所致大便先硬后溏的病证。

者，亦当与小柴胡汤。此正阳明传入少阳之候，亟当从少阳逆夺其邪，使上焦得通，津液得下，则胃气和而病自解。喻嘉言谓：阳明之邪，来自太阳，去自少阳。太阳欲传阳明者，当推其邪使速还太阳来路；阳明欲传少阳者，当推其邪使速往少阳去路。此非深得仲景三昧者，不能有此微论。且阳明病一见少阳证，即从少阳逆夺其邪，不惟少阳证罢，即阳明证亦罢，且从少阳传入三阴之证，一罢而无不罢。必识此意，始足与语伤寒之传变，而豫[1]防于未然。否则必待传到一经，专治一经，总使辨证无讹，总属粗工，非圣法也。

少阳问答一

问曰：何以识为少阳病？答曰：少阳之为病，口苦咽干目眩也。少阳之脉，起于目锐眦，从耳后，入耳中，挟咽，出颐颔[2]中，其支者，会缺盆，下胸中，循胁，以足少阳胆，与三焦相火合化。此经受邪，多从升处而走所络之空窍，故仲景以口苦咽干目眩，括少阳病之提纲。至若往来寒热，胸胁苦满，默默不欲饮食，心烦，喜呕，皆邪入少阳当然之证。其或胸中烦而不呕，或渴，或腹中痛，或胁下痞硬，或心下悸，小便不利，或不渴，身有微热，或咳，此又少阳病中或然或不然之证，总不离一小柴胡汤

① 豫：通“预”。《礼记·中庸》：“凡事豫则立，不豫则废。”
② 颔（hàn 汉）：原作“頷”，据光绪本改。

加减之法，故又曰伤寒中风，有柴胡证，但见一证即是，不必悉具。又少阳受病，其脉尺寸俱弦，故仲景言伤寒脉弦细，头痛发热者属少阳。此又不从证而从脉，虽见头痛发热之表证，不责太阳而责少阳，则可见弦为少阳之定脉。有此定脉定证，以审实少阳之为病，自不至误汗误下，犯少阳之大禁矣。

少阳问答二

问曰：少阳病，尽传自阳明乎？答曰：此不尽然。《内经》谓三阳之离合，太阳为开，阳明为阖，少阳为枢。凡邪中太阳，有阳明以为之迎，正赖有少阳以为之拒。伤寒以出表为顺，入里为逆，设非少阳之枢居中拦截，则外来之邪长驱直入而无所御，是少阳一经，关系甚钜[①]。太阳病往往有初得之二三日，不传阳明，迳传少阳者，有太阳与少阳同时病见者，正不必尽俟阳明经尽，始传少阳，且邪入三阴之后，亦有还返少阳而解者。总以定证定脉为据，就脉证上审实其为少阳病，即可主用少阳之治法而无疑矣。

少阳问答三

问曰：少阳病不解，即传三阴乎？答曰：有传有不

① 钜：通“巨”。《礼记·三年问》：“创钜者其日久，痛甚者其愈迟。”

传。仲景云：伤寒三日，三阳为尽，三阴当受邪，其人反能食不呕，此谓三阴不受邪也。若此者，其病机本不传，又少阳证一见，即从少阳治法而病速已，则亦不传。凡阳经之病，在太阳则头痛发热，阳明则潮热汗自出，少阳则往来寒热，若久之无大热，其人躁烦者，此为阳去入阴之候，其中具有先见之机。然则治伤寒家，何如乘其机之未动，亟从少阳解去其邪，以预弭①阳去入阴之变，何便如之。

太阴问答一

问曰：何以识为太阴病？答曰：太阴之脉，起于大指之端，上循膝股内廉入腹，属脾络胃，上膈挟咽，连舌本。仲景以腹满而吐，食不下，自利益甚，时腹自痛，属太阴之为病。盖太阴为阴中之至阴，太阴之前，名曰阳明，太阴之后，名曰少阴。太阴受病，不能为阳明行其津液，而少阴肾水因泛溢而无所制，故见吐利满痛等证，仲景以是为太阴病之提纲。太阴属里，吐利满痛，皆里证也。凡伤寒之邪，在阳经误治，转陷入阴者，必种种表证全罢，但见吐利满痛等证，却是邪入太阴之候，然又必以脉为辨。故仲景云：太阴病，脉浮者，可发汗，宜桂枝汤。太阴病，脉本当沉，今反浮，则是虽见太阴病，而邪

① 弭（mǐ米）：平息，消除。

尚逗留于表，仍可逆挽其邪，使从表解。由是推之，则太阴之脉必主沉，又不必言矣。太阴证具，而脉又沉，即宜专就太阴论治。若邪直犯太阴，不因传经而本经自病者，亦当专就太阴论治。《内经》言三阴之离合，太阴为开，厥阴为阖，少阴为枢。饮食入胃，全恃太阴司转输之职，太阴受病则转输之道窒，故食不下，腹满时痛，因之上涌则吐，下注则利。其主治之法，大约宜扶植中州阳气，使复其转输之常职，则病自已。仲景辨列六经，而太阴独略，然就此义而引伸触类，大旨初不越乎此，奚俟繁言哉。

太阴问答二

问曰：太阴病治宜主温乎？答曰：此不可执一而论。寒邪直中太阴，而本经自病者，是当急温无疑矣。其有阳经之邪，热过寒生，而转入太阴者，亦当主温。若属热邪陷入太阴，而见吐利满痛等证者，纯温非宜，纯清亦不可，则惟有和之一法。如所谓太阴病，脉浮者，可发汗，宜桂枝汤。此逆挽其陷入之邪，仍从外解，而方中甘芍姜枣，亦足以奠安太阴，是和法也。若本太阳病，因误下而腹满时痛，转属太阴者，用桂枝加芍药汤，此仍用桂枝升举阳邪，但倍芍药以收太阴之逆气，是亦和法也。若大实痛者，不下则痛势须臾难缓，峻下又恐脾阴随下利而尽泄，故仍用桂枝升举阳邪，但加大黄以微和胃气，是亦和法也。三阴经中，以少阴、厥阴尚有实热之证，可用大寒大下者。太阴湿土，位处中州，全赖阳气布护，以资健运转输之力，病在太阴，虽属热因，切不可用寒凉直折，遏抑阳气，阴邪愈锢。故仲景又谓太阴为病，设当行大黄芍药者，宜减之，以其人胃气弱，易动故也。观此则太阴病之治当主温可知矣，而治太阴之病不可呆执温法，又可知矣。不知温法者，不可与议太阴本脏虚寒之病，徒执温法者，不可与议太阴他经传变之病。仲景治太阴病法，大约以升举阳气为主，或当急温，或宜兼清兼下，随证变通。后世李东垣《脾胃论》，殆能觑破此旨，其处方似甚夹杂，而于阴阳升降之机，庶乎其得之矣。

少阴问答一

问曰：何以识少阴之为病？答曰：少阴肾水，上承心火合化，人身之元阴元阳根蒂于此，故脉法以两尺属肾，分配水火，为人一身之根本。此经之病，热因寒因，变幻不一，其中阴阳消息[①]之机甚微，不得呆执一证论治，故仲景独以脉微细但欲寐，为少阴病之提纲。以卫气行阳则寤，行阴则寐，邪入少阴，则气行于阴，不行于阳，故但欲寐。少阴病本在里，无论阴寒直中于本经者，脉固微细，即由阳邪陷入少阴者，虽属热因，其脉亦必微细。则是微细为少阴之定脉，但欲寐为少阴之定证。缘少阴病所

---

① 消息：增减变化。息，增也。

见各证，或恶寒发热，与太阳证易混。或口燥咽干，腹胀，不大便，与阳明证易混。或呕咳欲吐，与少阳证易混。或下利不止，与太阴证易混。甚或手足逆冷，更与厥阴证易混。总凭此定脉定证，以审实其病之不在他经，只在少阴，或当急存其阴，或当急回其阳，丝毫不容误治。伤寒之邪，以出表为顺，入里为逆，三阳在表，三阴在里。三阳经中，惟太阳头绪最繁，三阴经中，惟少阴头绪最繁，然太阳病误治致逆，尚有种种救逆诸法，邪入少阴，急救已危，若更误治，死可立待，尚何及救哉？吁！可惧也已。

少阴问答二

问曰：少阴病，传经属热，直中属寒，然否？答曰：论中所列一二日、二三日之少阴病，即直中之邪。五六日、七八日之少阴病，即传经之邪。传经固多热，而亦有从寒化者。直中固多寒，而亦有由热伏者。脉微细，但欲寐，是少阴病之定脉定证，而寒热之分，要在兼证上推详。寒不至于过甚者，犹当温经以散寒，若阳将脱，非急温不足以回阳。热不至于过亢者，尚可润燥以清热，若阴将涸，非急下不足以存阴。病机至此，不惟不容误治，即因循瞻顾，亦足误人，然非辨之至确，鲜有不生疑畏者，则平日体认功夫，自不容已矣。

少阴问答三

问曰：有犯房劳而病伤寒者，责在少阴否？答曰：不然。伤寒病适当房劳后而发，仍当责其本病，阳经之证，仍责阳经，阴经之证，始责阴经。仲景于汗下诸法，兢兢必顾其人之津液。虚家患伤寒，原有不从正治之例，正不必问其曾犯房劳与否，虚象果见，即非房劳，亦不得妄施汗下。若房劳之后，而所患仍系实证，则应汗者仍当汗，应下者仍当下，邪去而正自安。所谓阴病者，必实见有三阴证也。房劳后之伤寒，亦有阳证，不得概从阴病论治。此说前贤久经辨正，而近日医家犹沿其陋，我见有误补致邪壅而死者，有误温致阴竭而死者，既死而犹归咎于房劳，惑滋甚矣。

厥阴问答一

问曰：何以识为厥阴病？答曰：厥阴之为病，其证亦错杂不一，而仲景以消渴，气上撞心，心中疼热，饥而不欲食，食即吐蛔，括厥阴病之提纲。盖以厥阴当两阴交尽，其脉起足大指，循股内，入阴中，环阴器，抵少腹，贯心膈。邪入厥阴，循经上逆，致见前证。又厥者，逆也，逆则阴阳不相顺接，故又因之致厥。厥阴乃阴尽之脏，阴尽则阳生，阴阳消长，大伏危机，此际出表则生，入里则死，故仲景以厥多热少为病进，热多厥少为病退。

然邪入既深，寒热错杂，极难辨认。喻嘉言谓：厥阴篇中，有纯阳无阴之证，有纯阴无阳之证，有阴阳差多差少之证，有阳进欲愈，阴进未愈之证，复有阴居八九，阳居一二之证。厥而发热，热深厥深，上攻而成喉痹，下攻而便脓血，此纯阳无阴之证也。脉微细欲绝，厥冷，灸之不温，恶寒，大汗大利，燥不得卧，与夫冷结关元，此纯阴无阳之证也。厥三日，热亦三日，厥五日，热亦五日，手足厥冷，而邪热在胸，水热在胃，此阴阳差多差少之证也。渴欲饮水，饥欲得食，脉滑而数，手足自温，此阳进欲愈之证也。默默不欲食，寸脉虽浮数，尺脉自涩，呕吐涎沫，腹胀身疼，此阴进未愈之证也。下利清谷，里寒外热，呕而脉弱，小便复利，本自寒下，复误吐下，脉沉微厥，面反戴阳，此阴居八九，阳居一二之证也。条分缕晰，序次最为明畅。厥阴皆里证，惟发热则有还出于表之机。大约病专属里者，亟当治其里，由表陷入者，宜挽之出表，属寒者利在急温，属热者不宜直折。予统会仲景大法如此，神而明之，存乎其人。

厥阴问答二

问曰：厥之寒热，何以别之？答曰：仲景言诸四逆厥者不可下，虚家亦然。又曰厥阴下之。其语似涉两歧，然要认明病之来路。彼因四逆而厥，故不可下，此因发热而厥，故应下之。此中消息，言下本自跃然。再推厥深热深之义，温热病一二日或五六日，沉昏谵妄，手足厥逆，是热邪入膻之候，膻中属手厥阴，是亦厥阴证也。仲景虽未明言，而厥深热深一语已包括无遗矣。谁谓温热之法，不可向仲景推寻哉？

统论六经

仲景六经之法，一经有一经之证，先要分看，分看宜在有字句处精研。而或此经杂彼经之证，又要合看，合看全在无字句处善悟。而尤要在于辨似，有阳中之阴，有阴中之阳，有阳中之阳，有阴中之阴，有阳证似阴，有阴证似阳，有阳证转阴，有阴证转阳，有阳证杂阴，有阴证杂阳，有阴阳错杂，非细心体认，恶能窥其万一？今人辄畏仲景书难读，而从事于后世之方书，是犹涉海问津。从仲景伤寒入手，始觉甚难，久之则其易焉者至矣。从后世方书入手，始觉甚易，久之则其难焉者至矣。总之，凡病不外此六经，能解仲景六经辨证之法，可以识伤寒，即推此六经辨证之法，可以识万病。伤寒既了然无遗，于杂证乎何有？此一以贯之之道也，故曰万病莫逃乎伤寒。

中　集

发　热

凡发热，必察其表里有无兼证，而后可穷其致热之因，其但发热而表里别无兼证者，此内伤发热，不在此例。所谓兼证者，以外兼头痛，恶寒，身疼腰痛等证，此邪在表者也。内兼烦渴，胸腹痛，不大便或下利等证，此邪在里者也。发热特其见端耳，必互勘明确，辨证方的。

凡发热必责重太阳者，以太阳属表，统司营卫，而为诸阳之主气。经云：阳者，卫外而为固也。外邪之伤人，多由于卫之不固，故论外感病，必自太阳起。然太阳虽主表，而其根起于至阴，此实表里上下，互相呼应，故由太阳而阳明而少阳，以及三阴，皆互见发热证，详列于后。

太阳之为病，脉浮，头项强痛而恶寒，不即发热也，其恶寒正发热之机也。论中所称为太阳病者，即指此脉此证而言，他经皆仿此。

太阳中风，发热有汗，其脉浮缓，风则伤卫，宜桂枝以解肌。太阳伤寒，发热无汗，其脉浮紧，寒则伤营，宜麻黄以发汗。然桂枝证全在歠[1]热稀粥以助药力，取其漐

---

[1] 歠（chuò 辍）：饮，吃。《楚辞·渔父》："众人皆醉，何不哺其糟而歠其醨。"

漐微似有汗，不可令如水流漓。至麻黄证，始取大发其汗。此麻黄桂枝分治风寒，截然二法，不能混同施治。其或风寒两伤，营卫同病，经云：太阳中风，脉浮紧，发热恶寒，身疼痛，不汗出而烦躁者，大青龙汤主之。又云：伤寒脉浮缓，身不疼，但重，乍有轻时，无少阴证者，大青龙汤发之。盖中风脉宜浮缓，而反见浮紧之脉，伤寒脉宜浮紧，而反见浮缓之脉，即易桂枝麻黄之成法，而主用大青龙汤大发其汗。此仲景治风寒之法，成方具在。而或谓仲景之法，详于风寒，略于温热，此大不然。仲景于风寒之外，特揭明太阳病发热而渴不恶寒者为温病。此其辨证最要之诀，所以与风寒异者，全在渴不恶寒四字。风寒发热，必兼恶寒，今不恶寒，此宜辨者也。风寒发热，口全不渴，必待传变之后，口始作渴，今病初起即渴，此又宜辨者也。又有所谓湿温者，经云：湿家之为病，一身尽疼，发热，身色如似熏黄。又云：太阳病，关节疼痛而烦，脉沉而细者，此名湿痹。此仲景但言湿不言温也，而以论中所列种种湿证，加以发热而渴不恶寒，则湿温之情状，自可比类而得。至于热病，仲景明云：太阳中热者，暍是也，其人汗出恶寒，身热而渴也。此与温病同一口渴，而暍病恶寒，温病不恶寒，又自有别，仲景处以人参白虎汤，则不惟有其法而并有其方矣。此太阳病初起发热辨证之大法，乃伤寒切实下手工夫。

有谓翕翕发热者，但表不里也；有谓蒸蒸发热者，自里而表也。太阳主表，其发热必兼头项强痛，身疼痛等证，此皆太阳之部署，纯乎表者也。至阳明发热，则兼有烦满口渴等证。少阳发热，则兼有胸胁满痛，口苦喜呕等证。而其脉皆主浮，太阳之脉，或浮缓，或浮紧，阳明之脉浮大，少阳之脉浮弦。若脉沉而不浮，三阴证中，亦互见发热证，其发热同，而所以致热之因不同，不得以发热为邪在表，概从太阳发表例施治。

阳明发热，与太阳异者，经云：阳明病，外证云何？答曰：身热，汗自出，不恶寒，反恶热也。盖始则恶寒发热，今恶寒自罢，虽汗出而热仍不解者，即转属阳明之候。当此时，无论风寒暑湿所感不同，而同归火化。阳明病，仲景有发汗之禁，而治法宜分经腑，其热虽甚而尚在于经者，宜以甘寒直撤其热。如经云：伤寒若吐若下后，七八日不解，热结在里，表里俱热，时时恶风，大渴，舌干燥而烦，欲饮水数升者，白虎加人参汤主之是也。其邪已入腑而犹汗出发热者，如经云：太阳病三日，发汗不解，蒸蒸发热者，属胃也，调胃承气汤主之。又云：阳明病，发热汗多者，急下之，宜大承气汤是也。

少阳发热，仲景亦申发汗之禁。少阳病本主往来寒热，而亦有发热属少阳者，必兼胁下满，心烦喜呕诸证，且其脉必弦。故经云：伤寒四五日，身热恶风，颈项强，胁下满，手足温而渴者，小柴胡汤主之。又云：伤寒发热，汗出不解，心下痞硬，呕吐而下利者，大柴胡汤主之。盖胁痛呕渴，已明见少阳之半里证，虽发热表证未除，不得从太阳发表之例，而当以大小柴胡汤，半表半里治之也。又曰：伤寒脉弦细，头痛发热者属少阳，少阳不可发汗，发汗则谵语。此属胃，胃和则愈，胃不和则烦而悸。盖弦为少阳之定脉，细则邪不在表，仲景恐人以头痛发热，误为太阳证，故明指之曰此属少阳。而又申言之曰少阳不可发汗，其所以辨其发热之属少阳者，前二条以证辨，此一条以脉辨也。

太阴发热者，其脉不浮而沉，而更兼吐利腹痛诸证。经云：病发热恶寒，头痛身疼，吐下者，此属何病？答曰：此名霍乱。霍乱自吐下，又利止，复更发热也。吐利本太阴病，利止复热者，阴病转阳也。既已转阳，其脉当浮，故又曰：太阴病，脉浮者，可发汗，宜桂枝汤。吐下之后，津液已伤，复又往往口渴发热，故又曰：霍乱头痛发热，身疼痛，热多欲饮水者，五苓散主之。寒多不用水者，理中汤主之。此与阳经之发热，治各不同也。

少阴病发热，最易与太阳牵混，故仲景于大青龙证必辨其无少阴证者，方取大发其汗。而又申言之曰：少阴病，脉沉细数，病为在里，不可发汗。又曰：少阴病，脉微，不可发汗，亡阳故也。则少阴之不可发汗明矣。阴病必当转阳，故曰：少阴病，吐利，手足不逆冷，反发热者，不死。盖太阳寒水之气，与少阴君火相济为用，此之吐利，少阴为寒所抑，兹得阳热之气，而其气还返于太阳，故反发热不死也。然何以辨其为少阴之发热也？经云：少阴之为病，脉沉细，但欲寐也。沉细为少阴之定脉，但欲寐为少阴之定证。且太阴病吐利，手足自温，此则手足逆冷，更加之以恶寒身踡，其甚者厥冷无脉，又或咽痛，烦躁，便脓血，种种危证，死生呼吸，盖因少阴肾脏，分配水火，为先天根本，故其病情寒热错杂，变幻不测有如此。至发热，则阴寒之中，犹寓阳热之气，而强责少阴汗者，将其人之根本先拔，至于下厥上竭则难治矣。其有寒邪直犯少阴，而即发热者，如经云：少阴病，始得之，反发热脉沉者，麻黄附子细辛汤主之。又曰：少阴病，得之二三日，麻黄附子甘草汤微发汗，以二三日无里证，故微发汗也。盖必以附子镇摄肾中真阳，俾根本先固，而后可以引邪外出，此于微发汗之中，而仍寓不发汗之义也。

厥阴发热者，以其人厥与热之多少，辨病之进退。厥阴者，两阴交尽之名，然阴尽之中实寓阳生之义，故其时阴阳不相顺接便为厥。厥热相等，其病可愈，厥多热少，此为病进，热多厥少，此为病退。所谓厥者，手足厥冷是也。逆甚而至于冷过肘膝，则不名曰逆冷而直名曰厥，此时正藉发热为一线生阳可续，故发热为病欲愈之机也，故曰伤寒先厥，后发热而利者，必自止。又伤寒热少厥微，欲得食者，其病为愈，若发热下利至甚，厥不止者死。又伤寒六七日不利，便发热而利，其人汗出不止者亦死。要知发热之后，其脉必不沉而浮，乃为阴病转阳之真候，故曰脉微浮为欲愈，不浮为未愈，此又与少阴发热同一义也。

伤寒之脉，始终一以静为主，故经云：伤寒二三日，脉若静者为不传，若脉数急者为欲传也。《内经》云：汗出而脉尚躁盛者死。是始热以脉静为易愈，而传变之后，又必以脉静为真愈之候。凡病之自表而里者，以太阳为始，病之由里而表者，以厥阴为始。太阳虽主表，而其脉连于风府，其根起于至阴，又与少阴为表里，仲景慎重不敢妄发其汗者以此。三阴病固不宜发汗。即三阳经发热，其致热之因又不全属太阳。如病起发热，即兼口渴、汗出、大便闭等证，此由阳明而太阳者也。又如病起发热，即兼喜呕、胸胁满痛等证，此由少阳而太阳者也。皆不得藉口于伤寒一日，太阳受之，概与发表也。

大约温热病起于阳明者居多，至湿温病，其邪伏于募原。募原属半表半里，故其发热每兼胸痞腹满、烦渴、不大便等证，加以骨节烦疼，舌胎如积粉。其病先犯少阳与太阴，而内连于胃腑，外溢于太阳。湿家本自易汗出，尤不可重发其汗也。至所谓异气者，非于六气之外，别具一气，盖六气本天地自然之令气，因其气之偏胜，而酿为厉气，故其病沿门传染，长幼相似，乃称曰疫，而治法仍不离乎六气之中也。

有病已愈，而复又发热者，此名遗热①，由于起居饮

① 遗热：病证名。指热病邪热未尽，或因食、因劳而复发。

食之不慎。凡病后饮食，最宜清淡，使胃中津液渐复，邪气全尽，自然健啖。而世俗每饫①肥鲜，兼之喜投补益，皆所不宜。故《内经》曰：病热少愈，食肉则复，多食则遗，此其禁也。然其热之复发，亦有虚有实，故《内经》云：视其虚实，调其逆从，可使必已矣。至仲景食后劳复，以及大病差后，种种各法，载明论中，更不待他求矣。

恶　寒

太阳之为病，脉浮头项强痛而恶寒。是恶寒乃太阳病一定之证，始而恶寒，继且发热矣。其恶寒与发热相兼，非如寒热往来之热时自热，寒时自寒也，所谓身大热而不欲去衣者此也。凡风寒客于营卫之中，而洒淅恶寒者，其脉必浮，浮为在表，故曰恶寒者表未解也。虽里证悉具，而表未解，不可攻里，必俟外解已，乃可攻也。若太阳病传入阳明者，则恶寒将自罢，即濈濈汗出，而不恶寒，反恶热矣。此太阳病初起发热恶寒之大概也。

恶寒属表者脉必浮，其有不浮而沉者，阴病也。经云：发热恶寒者，发于阳也，无热恶寒者，发于阴也。发于阳者病在表，宜解表为主，发于阴者病在里，宜温里为主。若阴病而误发其汗，则阳亡之变，顷刻即至矣。阴病

① 饫（yù 玉）：饱食。《广雅》：“饫，饱也，厌也。”

恶寒，以手足温者易治，手足逆冷者难治。故经云：少阴病恶寒而踡，时自烦，欲去衣被者，可治。又曰：少阴病恶寒身踡而利，手足逆冷者，不治。又曰：少阴病下利，若利止恶寒而踡卧手足温者，可治。此其义也。

恶寒属表者，在未汗以前，是谓表实。若既发汗之后，当不恶寒矣，而反恶寒者，则又不属实而属虚，故经云：发汗病不解，反恶寒者，虚故也，芍药甘草附子汤主之。盖以芍药甘草两和营卫，而必藉附子以温经，则同一恶寒，而未汗以前，与既汗以后，有各不同如此。

更有里热郁甚①，致阳气不得宣泄，而外恶寒者，此即《内经》所谓诸病恶寒，皆属于火者是也。辛温发表，大属非宜，而表阳被遏，其脉又多沉，与阴病相似，而又不可误于温里。其外显假寒，内实真热，一经误用，反掌生杀，其辨之之法，则不以脉辨而以证辨。盖风寒之邪，未经入里，口中必和②，此则口中先干，其舌上燥白如积粉，甚或兼黄黑色，胸膈痞满，不大便，或下利如深酱色，其兼厉气者，口中必有秽气。此即热甚阳郁之候，治宜宣发伏邪，使里气通而郁阳发，则恶寒自罢，反大热而烦渴矣，然热作之后，人皆信为热，而当恶寒时，鲜有识其为热者，不可不细心体认也。

又有背恶寒者。夫恶寒则一身皆恶，何以止称背恶

① 甚：光绪本作“盛”。

② 口中必和：指外感病过程口中不苦不燥，食而知味。表示胃气正常。

寒?《内经》云：人身之阴阳，腹为阴，背为阳。背者胸中之府，诸阳受气于胸中，而转行于背，阴寒之气盛，阳虚不足御之，则背为之恶寒。经云：少阴病一二日，口中和，其背恶寒者，当灸之，附子汤主之。论中口中和三字，最宜著眼，惟其口中和，故可放胆用附子。又或乘阴气不足，阳气内陷入阴中，而不转行于背，则背亦为之微恶寒。经云：伤寒无大热，口燥渴，心烦，背微恶寒，白虎加人参汤主之。二者治法天渊，于何辨之，亦辨之于口之渴与不渴而已矣。

恶风

恶风与恶寒异。恶寒者，不待风而自寒，虽置之密室之中，帷帐之内，甚至覆被向火，而犹不能禁其寒也。恶风者，风至斯恶，一居密室之中，帷帐之内，而即坦然自若矣。故恶寒者未有不恶风，而恶风者不必皆恶寒。恶风属表者，风邪客于卫也。经云：太阳病，发热汗出，恶风脉缓者，名曰中风。又云：太阳中风，啬啬恶寒，淅淅恶风，翕翕发热，鼻鸣干呕者，桂枝汤主之。此有风者必恶风也。而寒邪亦有恶风，以有汗无汗为辨。经云：太阳病，头痛发热，身疼腰痛，骨节疼痛，恶风无汗而喘者，麻黄汤主之。此太阳病初起，风寒异治，不易之定法。其有太阳病循经下入，其势未趋入阳明，而犹恋于太阳之表，致头痛已差，恶风仍在者，如经云：太阳病，项背强几几，无汗恶风者，葛根汤主之。又云：太阳病，项背强几几，反汗出恶风者，桂枝加葛根汤主之。则仍以有汗无汗为辨也。亦有太阳病其势径趋入少阳，而恶风证仍未罢者，经云：伤寒四五日，身热恶风，头项强，胁下满，手足温而渴者，小柴胡汤主之。是其里证已具，而恶风为表未解，故以半表半里治之也。盖恶寒有属于阳者，有属于阴者，恶风则主表而专属于阳，此皆治表之大略也。

其有发汗太过，致漏不止而恶风者，经云：太阳病发汗，遂漏不止，其人恶风，小便难，四肢微急，难以屈伸者，桂枝加附子汤主之。盖汗出既多，即召亡阳之变，故于桂枝汤中加附子以扶阳固卫。同一恶风，而前宜和卫以解肌，此宜固卫以实表，其治法又各不同矣。

更有里热炽甚，而外反恶风者，经云：伤寒若吐若下后，七八日不解，热结在里，表里俱热，时时恶风，大渴，舌上干燥而烦，欲饮水数升者，白虎加人参汤主之。盖必直撤其热，则表里俱和，而恶风自止，又非解表所能愈也。

又有风湿相搏而外恶风者，经云：风湿相搏，骨节烦疼，掣痛，近之则痛剧，汗出短气，小便不利，恶风不欲去衣，或身微肿者，甘草附子汤主之。其所谓湿，盖寒湿，非湿热也。寒湿之内郁者，自里而搏乎表，风邪之外入者，自表而搏乎里，其相搏在骨节之间，则阳气被遏，遂恶风不欲去衣，必以甘草附子汤宣达阳气，则风与湿俱去，痛止而恶风自罢矣。

潮　热

潮热者，不恶寒，但恶热，其来如潮之至，不失其时，谓之潮热，其证属里而不属表。凡恶寒发热属太阳，至少阳则往来寒热，此之潮热则属阳明，往往发于日晡①。日晡未申②之时，阳明居中土，王③于未申，邪入中土，无所复传，故郁为实热，随王而潮。经云：日晡所发潮热者，属阳明也。惟其属阳明，则胃实为可下之证，故曰潮热者实也。

潮热固可下，而下法要有次第。经云：太阳病三日，发汗不解，蒸蒸发热者，属胃也，调胃承气汤主之。此因胃已实而热未潮，故但用调胃承气，微利之而已。又云：阳明病脉迟，虽汗出不恶寒者，其身必重，短气腹满而喘，有潮热者，此外欲解，可攻里也，手足濈然汗出者，此大便已硬也，大承气汤主之。若汗多微发热恶寒者，外未解也，其热不潮，未可与承气汤。若腹大满不通者，可与小承气汤，微和胃气，勿令大泄下。按：三承气俱用大黄。大承气重用枳朴，兼以芒硝，上承邪热而下，用以攻坚破结，荡涤肠胃，乃峻下之剂。小承气去芒硝而轻用枳

① 日晡：指申时，午后三至五时。

② 未申：即未时和申时。未时，指午后一至三时。

③ 王：通“旺”。《庄子·养生主》：“泽雉十步一啄，百步一饮，不蕲畜乎樊中，神虽王，不善也。”

朴，止取通利肠胃，其下较轻。调胃承气，佐以甘草，又于下中兼和。三承气各有所主，仲景下法，不敢妄施，其慎细如此。又云：太阳病，重发汗而复下之，舌上燥而渴，日晡小有潮热，从心下至少腹，硬满而痛不可近者，大陷胸汤主之。夫病至心下及少腹硬满而痛不可近，则势已剧甚，此又非大承气所能胜任，宜兼破胸膈之结，以下通于肠胃，则必主以大陷胸汤而无疑矣。

其有阳明病潮热未去，而已趋入少阳者，经云：阳明病，发潮热，大便溏，小便自可，胸胁满不去者，小柴胡汤主之。此非小柴胡汤之能治潮热也，胸胁满不去，已具少阳证，且大便已溏，虽潮热未罢，未可再攻也。

更有瘅疟[①]者，但热不寒，发作有时，此亦阳明经热，其热止在于经，未入于腑，且病不从伤寒来，故名之曰瘅疟。仲景不立方，而但曰以饮食消息之。要之甘寒彻热，与治阳明经热同法也。

寒　热

寒热往来者，主半表半里，其病属少阳。盖少阳当阴阳出入之枢，邪至其地，与正气相争，相争则寒，争胜则热矣。此与恶寒发热有别，恶寒发热者，寒热互见，此则寒时自寒而不见热，热时自热而不见寒也。又与寒热如疟

---

① 瘅疟：病证名，又名温疟、暑疟、阳明瘅热，临床以但热不寒为主症。

者有别，寒热如疟者，作止有时，此则寒已而热，热已而寒，一日三五发，甚者十数套，与疟状有以异也。小柴胡汤专治往来寒热，盖以柴胡治半表，半夏治半里，黄芩生姜交除寒热，而加以人参甘枣扶正逐邪。盖病至少阳，发汗攻里，皆所不宜，故以是为和解之剂，乃少阳病之定法也。

小柴胡汤主治往来寒热，人皆知之，此特半表证，而半里证，人多忽焉不讲。所谓半里者，如口苦，心烦喜呕，胸胁满痛之类是也。凡邪从太阳而来，其人仍发热，而少阳半里证已见，虽未往来寒热，即当从少阳和解，如经云：伤寒四五日，身热，恶风，颈项强，胁下满，手足温而渴者，小柴胡汤主之。又云：伤寒后六七日，发热微恶寒，支[①]节烦疼，心下支结[②]，外证未去者，柴胡桂枝汤主之是也。至少阳病，来路自太阳，而其去则入阳明之腑。其来自太阳者，如经云：伤寒五六日，已发汗而复下之，胁满微结，小便不利，渴而不呕，往来寒热，心烦者，此为未解也，柴胡桂枝干姜汤主之是也。其欲入腑而犹未入者，如经云：伤寒十余日，热结在里，复往来寒热者，与大柴胡汤是也。

寒热往来，属半表半里证，然有由表而里者，又有由

① 支：同“肢”。《灵枢·邪气脏腑病形》：“肺脉……微涩为鼠瘘，在颈、支腋之间。”

② 心下支结：谓胃脘部感到有物支撑结聚。

里而表者，不可不辨也。大凡风寒之邪，多自表而里，湿热之邪，多自里而表。风寒法，仲景论中详矣，至湿热之邪，伏于募原，其起病即见呕渴，胸腹满，不大便诸里证。及其发热，往往热已而寒，寒已而热，此其里证重于表证，宜察其里证之轻重，使里先和，则表自解。盖病自里而表，少阳正当往来出入之界，故其始往来寒热，继则热多寒少，再则但热不寒，至昼夜壮热，而谵妄烦渴毕见，此病之由轻入重也。至于由重出轻，则必使谵妄烦渴诸里证先罢，身热渐和，其时邪气已退，正气未复，又复相争而为往来寒热，此乃病出入之大机。而前之寒热往来为病进，后之寒热往来为病退，总视其里证之轻重有无为据也。其有邪气全退，表里俱和，而仍寒热未去，往来如疟者，此因正气未复，宜调其饮食，和其营卫，自然渐愈，切不可骤与峻补，恐余邪为恋，反增其害矣。

又伤寒往来寒热，与疟相似而实非。凡疟当来作之时，饮啖如平人，至疟作而始作，此则默默不欲饮食，兼有口苦，心烦喜呕，胸胁痛诸里证，以此为辨。

烦　热

烦热者，因热而烦，与发热异。发热者，但身热而不烦，此则为热所烦，故谓之烦热。经云：病人烦热，汗出则解。此证得之于阳热者居多，欲作汗而未能遽汗，往往先有此候，故经又云：欲自解者，必当先烦，乃有汗而解，何以知之，脉浮故知汗出解也。浮为在表，在表者宜汗，故汗出则解也。

凡风寒之邪，由太阳而入者，不即发烦也，至烦而热，为汗解之佳兆，发其汗，则热解而烦亦除矣。故经云：太阳病，脉浮紧，无汗发热，身疼痛，八九日不解，表证仍在，此当发其汗。服药已微除，其人发烦热，目瞑剧者必衄，衄乃解，所以然者，阳气重故也。又云：伤寒发汗已半日许，复烦，脉浮数者，可更发汗，宜桂枝汤，此皆邪之在太阳者也。太阳病，当汗不汗，或误与以冷水，或误下者，仲景又施种种救逆诸法，如经云：伤寒若下之，而烦热胸中窒者，栀子豉汤主之。又云：病在阳应以汗解之，反以冷水噀[①]之，若灌之，其热被却不得去，弥更益烦，肉上粟起，意欲饮水，反不渴者，服文蛤散，若不差，与五苓散。盖一因误下，而阳气陷入胸中，则必解去其胸中之邪。一因误与冷水，而其邪由太阳之经转入太阳之腑，故不从经解而从腑解也。更有太阳证未罢，已转属阳明者，如经云：伤寒表里俱热，舌上干燥而烦，白虎加人参汤主之。此由表里俱热，则必以甘寒彻热，使表里俱和，自然得汗而解，又法之变也。

凡称烦热者，因热而烦，烦在外者也，若烦在内者，另立虚烦一门详后。

---

① 噀（xùn 训）：喷。

虚　烦

虚烦者，其人无大热，心中温温欲吐，而又不能吐，致内扰而烦。然名为虚烦，而其证有因于虚者，亦有因于实者，皆邪热传里之候，宜分别施治。

有邪热传入少阳而发烦者，经云：伤寒五六日，往来寒热，心烦喜呕，或胸中烦而不呕，小柴胡汤主之。盖少阳既不可发汗，而里未实又不可下，故以小柴胡汤两和其表里，表里俱和，则烦自除矣。又有阳热之气，下陷入胸中，而作虚烦，宜用吐法以宣其热。如经云：发汗吐下后，虚烦不得眠，若剧者，必反复颠倒，心中懊憹，栀子豉汤主之。若少气者，栀子甘草豉汤主之。若呕者，栀子生姜豉汤主之。心烦腹满，卧起不安者，栀子厚朴汤主之。又伤寒，医以丸药大下之，身热不去微烦者，栀子干姜汤主之。此皆取吐之剂，宜按其兼证，分别加减，其吐中有发散之义，足以升举下陷之阳邪，此乃吐虚烦之大法。至于烦之实者，非大吐不能除。如经云：病人手足厥冷，脉下紧者，邪结在胸中，心中满而烦，饥不能食者，病在胸中，当吐之，宜瓜蒂散。则同一取吐，而轻重又不同矣。

病在胸中者当吐，其胃实者，又非吐法所能除。经云：阳明病，不吐不下，心烦者，调胃承气汤主之。所谓阳明病者，胃家实是也，与调胃承气以涤其烦，是于微利之中，仍寓和解之义也。

烦热者，因热而烦，其所患皆阳热之证，无阴证也。至虚烦，则有阳病，又有阴病。经云：少阴病二三日，心中烦不得卧者，黄连阿胶汤主之。少阴病，胸满心烦者，猪肤汤主之。又云：少阴病下利六七日，咳而呕渴，心烦不得眠者，猪苓汤主之。盖少阳为阳中之枢，少阴为阴中之枢。热伤少阴，津液被耗，邪热内扰，故各以其兼证，施种种存阴涤烦之法，亦和解之义也。至阴寒证，则反以烦为可转阳之机，故又云：少阴病，恶寒而踡，时自烦欲去衣被者，为可治也。

少阳病，有烦而悸者，此属胃，胃不和则烦而悸，和胃为主。又有悸而烦者，如经云：伤寒二三日，心中悸而烦者，小建中汤主之是也。大凡先烦而后悸者，属实，先悸而后烦者，属虚，补虚泄实，治各不同矣。

别有所谓懊憹者，比烦而甚者也，宜因证而分别吐下。如经云：阳明病，其外有热，手足温，不结胸，心中懊憹，饥不能食，但头汗出者，宜栀子豉汤。此宜吐者也。又经云：阳明病，心中懊憹而烦，胃有燥矢者，可攻。此宜下者也。

更有因蛔厥而时自烦者，经云：伤寒蛔厥者，其人当吐蛔，病者静而复时烦者，此为脏寒，蛔上入其膈，故烦，须臾复止，得食而呕，又烦者，蛔闻食臭出，其人当自吐蛔。蛔厥者，乌梅丸主之。此得之于时烦时止，得食复烦，与热郁者不同，临证时当细辨也。

有病已愈而犹烦者，经云：吐利发汗，脉平，小烦者，以新虚不胜谷气故也。又云：病人脉已解而日暮微烦，以脾胃尚弱，不能消谷，故令微烦，损谷即愈，此可勿药，即药亦不过平调脾胃，慎勿再与泄热，重伤胃气也。

烦　躁

烦热者，病在外，虚烦者，病在内，至所称烦躁者，谓心中郁郁而烦，又加以手足躁扰，则谓之烦躁。有属于阳者，有属于阴者，其中表里殊因，温凉异用，宜细辨之。

有邪热在表，欲汗不汗，因作烦躁者，经云：太阳中风，脉浮紧，发热恶寒，身疼痛，不汗出而烦躁，大青龙汤主之。此乃发汗之峻剂，必辨其无少阴证相杂，方可大发其汗。盖少阴病之烦躁，由于阳气微，故忌发汗。太阳病之烦躁，由于阳气盛，故宜发汗。何以辨之？则以太阳之脉或浮缓或浮紧，而少阴之脉必沉细也。

经云：当汗不汗，其人躁烦，病在太阳，宜以汗解矣。然有发汗之后而烦躁者，则以津液被夺，胃中水竭，如经云：太阳病，发汗后，大汗出，胃中干燥，烦躁不得眠，欲得饮水者，少少与饮之，令胃气和则愈者是也。至于胃已实者，如经云：阳明病，若发汗则躁。又云：病人不大便五日，绕脐痛，烦躁发作有时，此有燥屎，是又不宜汗而宜下矣。

烦躁属热者，为邪热传里之候。然有自表而传里者，又有自里而传表者。大约湿热之邪，往往先里后表，其病起即胸膈痞满，口渴谵语，种种里证悉具，其里邪欲出于表，而又不能出，因烦躁发热者，此等证便不可发汗，发汗则津液被夺，里邪愈锢。宜先与疏里，佐以透表，使里气先和，自然得汗而解。盖其病传之先后有不同，第就仲景汗下诸法，随其证之先后而错综之，其治法可微会矣。

若风寒之邪，其病初起不烦躁，其后渐烦躁而身热反去者，如经云：伤寒六七日，无大热，其人躁烦，此为阳去入阴故也。病至此增剧矣。

凡邪入三阴而烦躁者，虽所传渐深，始终总归于热，其有阴盛阳微而作烦躁者，经云：阳微发汗，躁不得眠，则深以发汗为戒矣。盖其人阳气本微，而阴盛又迫阳于外，则外显假热，内实真寒，其脉必沉细，口虽渴，但欲嗽[①]水不欲咽者，此其候也。然其中有病本阴寒而致阳微者，又误施汗下而致阳微者，如经云：少阴病吐利，手足逆冷，烦躁欲死者，吴茱萸汤主之。是此病本阴寒而阳微者也。

又如经云：下之后，昼日烦躁不得眠，夜而安静，不

① 嗽：通“漱”，集成本即作“漱”。《论衡·验符篇》：“威委流漉，民嗽吮之，甘如饴蜜。”

呕不渴，无表证，脉沉微，身无大热者，干姜附子汤主之。又云：发汗若下之，病仍不解，烦躁者，茯苓四逆汤主之。是误施汗下而阳微者也，然阳气微者，尚可施回阳之力。其阴盛逼阳于外，而阳已外脱者，如经云：少阴病，吐利躁烦四逆者死。少阴病，四逆，恶寒而身踡，脉不至，不烦而躁者死。少阴病，脉微细沉，但欲卧，汗出，不烦，自欲吐，至五六日自利，复烦躁，不得卧寐者死。伤寒六七日，脉微，手足厥冷，烦躁，灸厥阴，灸不还者死。伤寒发热，下利，厥逆，躁不得卧者死。如此之烦躁，是阳已垂脱，救亦无及矣。

又有因水气而烦躁者，《金匮》云：肺胀咳而上气，烦躁而喘，脉浮者，心下有水，小青龙加石膏汤主之。盖心下有水，上射及肺，肺为之胀，故烦躁而喘，乃立此泄肺行水之法。然此病不独风寒之从外入者，足以与内饮相合，即湿热之在里者，或因热甚而恣啖生冷，或湿邪未解，误投寒凉，皆能停饮于胸膈之间，寒饮怫郁其邪，外不能达表，内不能传胃，故烦躁转甚，必先消其水气，则邪得有出路，而烦躁自能渐除，又治法之变也。

无　汗

汗者心之液，心主营，寒伤营，则血凝泣而无汗，无汗则宜发汗矣。然同一无汗而受病之因有不同，宜审其邪之所在而善调之，使阴阳气和，营卫流通，自然汗出而解，而非纯用辛温发散之剂，可以迫之使汗也。

太阳病，宜以汗解，以太阳主表故也。然风寒暑湿热之邪，起自太阳者，往往多自汗出，惟寒伤营则无汗，必大发其汗而始解。如经云：太阳病，头痛发热，身疼腰痛，骨节疼痛，恶风无汗而喘者，麻黄汤主之。又云：太阳中风，脉浮紧，发热恶寒，身疼痛，不汗出而烦躁者，大青龙汤主之。又云：太阳病，项背强几几，无汗恶风者，葛根汤主之。此皆邪在表而宜发汗者也。

其有不从汗解而从衄解者，经云：太阳病，脉浮紧，发热身无汗，自衄者愈。盖寒伤营，营主血，得衄而解，与汗同义，即俗所称为红汗①者是也。

其有病在阳明而无汗者，如经云：阳明病反无汗而小便利，二三日呕而咳，手足厥者，必苦头痛。又云：阳明病无汗，小便不利，心中懊憹者，身必发黄，盖邪在于表，熏发腠理，则使汗自出。故经云：病人濈然汗出者，是转属阳明也，此则邪向内传，不外熏发，故无汗也。

有阳虚而无汗者，经云：脉浮而迟，迟为无阳，不能作汗，其身必痒。又云：阳明病反无汗，其身如虫行皮中状者，此以久虚故也，是阳虚而无汗者也。

有因阳热炽盛，阴液被夺，而无汗者，经云：伤寒脉浮，发热无汗，其表不解者，不可与白虎汤。渴欲饮水，

---

① 红汗：病证名，即鼻衄。外感热病中出现鼻衄，衄后发热得到缓解，起到了与发汗同样的退热作用，故称。

无表证者，白虎加人参汤主之。盖有表证者，还宜治表，此则表证除而热渴炽盛，故宜以人参白虎急救其阴，俾阴气和则阳热外越，自然汗出而解也。

三阴为病，不得有汗，以邪行于里故也。同一无汗而阴与阳又何以别之？盖阳脉主浮，而阴脉必沉也。

又有水饮内蓄而无汗者，经云：服桂枝汤或下之，仍头项强痛，翕翕发热，无汗，心下满微痛，小便不利者，桂枝去桂加茯苓白术汤主之。盖汗者津液所布，今水饮内蓄，则津液内渗，故外不得有汗也。

凡当汗之证，服汤一剂，病势仍在，至于三剂仍不得汗，又加以脉躁盛者主死。

自　汗

太阳病惟寒伤营者无汗，此外若风湿暑热之邪，初起即令汗自出，至一入阳明，即寒伤营者，其始发热无汗，至此亦濈然汗出，而不恶寒反恶热矣。此之自汗，皆不得以表虚论治也。

有邪在表，汗出不彻，应须再汗而愈者，经云：病常自汗出者，此为荣气和，荣和者外不谐，以卫气不共荣气和故尔。以荣行脉中，卫行脉外，复发其汗，荣卫和则愈，宜桂枝汤。又曰：病人脏无他病，时发热自汗出而不愈者，此卫气不和也，先其时发汗则愈，宜桂枝汤。盖麻黄乃发汗之峻剂，惟无汗者宜之，桂枝则于发汗之中仍寓固卫之气，故汗出而复发其汗者，不取麻黄而取桂枝也。

经云：酒客病不可与桂枝汤，以酒客不喜甘故也。盖酒气与谷气相并，其中必热，故不可与桂枝，以其人湿热重故也。酒客如此，则凡病之因暑湿而起者，其不宜桂枝更明矣。

其有因里实而汗自出者，经云：阳明病，其人多汗，以津液外出，胃中燥，大便必硬，硬则谵语，小承气汤主之。又云：阳明病，发热汗多者，急下之，宜大承气汤。盖里气既通，则邪热下行而汗自止矣。

又有汗多亡津液，而邪犹在于经，未入于腑者。经云：服桂枝汤，大汗出后，大烦渴不解，脉洪大者，白虎加人参汤主之。盖必急救其阴，则烦渴除而汗亦止矣。更有汗多亡阳者，经云：太阳病，发汗，遂漏不止，其人恶风，小便难，四支微急，难以屈伸者，桂枝加附子汤主之。又云：发汗病不解，反恶寒者，虚故也，芍药甘草附子汤主之。盖必以附子合芍药以温经固卫，则阳回而汗自戢[①]，则同一汗出，而虚实寒热，治又不同矣。

阴病不得有汗，其有汗出如油，喘而不休，以及伤寒六七日不利，便发热而利，其人汗出不止者，皆死病也。其间有可治者，如经云：下利清谷，里实外热，汗出而厥

---

① 戢：止，停止。

者，通脉四逆汤主之。既吐且利，小便复利而大汗出，下利清谷，内寒外热，脉微欲绝者，四逆汤主之。又吐已下断，汗出而厥，四支拘急不解，脉微欲绝者，通脉四逆汤主之。此皆急温之证，不可须臾缓也。

头　汗附手足汗、盗汗

凡阳明病一身自汗出者，谓之热越，此热从外达也。若热不得越而从上达，则有头汗证，从傍[①]达则有手足汗证，而其证皆属阳而不属阴。仲景云：阴不得有汗，故以是列阳明证也。

头为诸阳之会，邪郁于里，不得外越，热蒸于阳，则头汗自出。凡见此证者，多发黄，经云：但头汗出，余处无汗，剂[②]颈而还，身必发黄。又云：阳明病被火，额上微汗出，而小便不利者，必发黄，此以热郁在里，不得外越故也。然其间有郁之浅者，如经云：阳明病下之，其外有热，手足温，不结胸，心中懊憹，饥不能食，但头汗出者，栀子豉汤主之，此可用吐法以宣其热也。有郁之深者，如经云：伤寒热结在里，但结胸无大热者，此为水结在胸胁也，但头微汗出者，大陷胸汤主之，此可用下法以泄其热也。此皆阳明病，其邪不能外出于阳明之表，而郁

① 傍（bàng 棒）：通“旁”。《汉书·赵充国传》：“匈奴大发十余万骑，南傍塞，至符奚庐山，欲入为寇。”

② 剂（qí 齐）：齐平。《说文》：“剂，齐也。”

在阳明之里也。

其有不属阳明而属少阳者，经云：伤寒五六日，头汗出，微恶寒，手足冷，心下满，口不欲食，大便硬，脉细者，此为阳微结，必有表复有里也，脉沉亦在里也，汗出为阳微，假令纯阴结，不得复有外证，悉入在里。此为半在里半在外也，脉虽沉紧，不得为少阴病，所以然者，阴不得有汗，今头汗出，故知非少阴也，可与小柴胡汤，设不了了者，得屎而解。又云：伤寒五六日，已发汗而复下之，胸胁满微结，小便不利，渴而不呕，但头汗出，往来寒热，心烦者，此为未解也，柴胡桂枝干姜汤主之。小柴胡本少阳之剂，所以两和表里，今里证已具，而犹持于半表，故尚见头汗证也。

更有邪热陷里而成头汗证者，经曰：阳明病，下血谵语者，此为热入血室，但头汗出者，刺期门，随其实而泄之，濈然汗出而愈。盖热入血室而肝脏实，故当刺肝之期门以泄其实，血液为汗，热邪并汗而出，则血自止矣。然此犹入里之浅者也，更有太阳中风，以火劫发汗，阴阳俱虚竭，身体则枯燥，但头汗出，剂颈而还，此则津液垂涸之证，惟小便利者，则一线真阴未涸，可以亟救其真阴。故虽种种危证悉具，而仲景曰：小便利者，其人可治也。

又有真阳上脱而头汗者，经云：关格不通，不得尿，头无汗者生，有汗者死。又云：湿家下之，其人额上汗出，微喘者死，此绝证不可治也。

手足汗，乃专属阳明证，经云：手足濈然汗出者，此大便已硬也，手足濈濈汗出，大便难而谵语者，下之则愈。盖阳明属胃，胃主四肢，此由热聚于胃也。然又有不属热而属寒者，经云：阳明病不能食，小便不利，手足濈然汗出，此欲作固瘕，必大便初硬后溏，所以然者，以胃中冷，水谷不别故也。热聚于胃者可下，寒聚于胃者不可下，此又不可不辨也。

更有盗汗者，乃半表半里证，邪气侵行于里，外连于表，睡则卫气行于里，乘表中阳气不致，津液得泄，故但睡而汗出，觉则气散于表而汗止矣。故经云：微盗汗出，反恶寒者，表未解也。又阳明病当作里实而脉浮者，云必盗汗，又三阳合病，目合则汗，凡若此者，皆当清里和表为治。盖伤寒盗汗与杂病之盗汗不同，杂病盗汗可用补法，伤寒盗汗则惟有和表而已，无补法也。

战　汗

战汗者，邪正相争也，经云：脉浮而紧，按之反芤，此为本虚，故当战而汗出者。其人本虚，故当发战。以脉浮，故当汗出而解。观此则知战乃邪气向外之征，而当欲出未出之界，因本虚必先发战，而正犹足以拒邪，故战而汗出，为病解之佳兆也。

战，邪向外者也，若邪向内者，则不名之曰战，而名之曰栗。战者身战也，栗者心战也。经云：阴中于邪，必内栗也。又云：胃无谷气，脾涩不通，口急不能言，其人则战而栗。战与栗有阴阳之分，不可不知。又有名为振者，与战相近，但战则身为之战摇，振但森然耸动而已。其人素虚，至欲汗之时，必蒸蒸而振，却发热汗出而解，是振较之战为轻也。如经所云：亡血家，发汗则寒栗而振，与夫下后复发汗，其人振寒者，皆虚象也。然此犹浅焉者也。若经云：若吐若下后，心下逆满，气上冲胸，起则头眩，发汗则动经，身为振振摇者，茯苓桂枝白术甘草汤主之。又云：太阳病发汗不解，其人仍发热，心下悸，头眩，身瞤动振振欲擗地者，真武汤主之。此之振也，亟与回阳犹恐不及，又非战汗所可同日语矣。

战汗之脉，以浮缓为主，浮则邪出于表，缓则胃气自和，可以托邪外出。而又必察其气，气细而长者吉，气粗而短者危。战汗之时，不可服药，补则汗不透而留邪为患，泄则正气不支而成虚脱，只宜多与热汤，养津液以助其作汗，须静候其脉静气长，便属无害。不必惊慌，俟战止之后，再察其有无留邪，按法施治。若当战时而惊骇叫唤，则神气先乱，邪反胜正，转为危候，不可治矣。

大凡风寒之邪自表而里，战汗者少；湿热之邪自里而表，战汗者多。战汗之后，脉静身凉，舌胎已净，胸腹无阻，渐思饮食，斯为全解。否则余邪未净而复热，则有再作战汗而解者，有战汗至三四次而解者，总视里证以为据。又或战定之后，其人忽沉沉睡去，如死一般，须察其脉，仍和缓有根者勿讶，俟其气复即醒矣。亦间有脉停者，又必察其呼吸，如呼吸尚长，此属脉厥[①]，久之自复，亦勿讶也。战解固为佳兆，又或其人脉促气粗，形体不仁，水浆不下，目直视，舌痿不能言，此则欲脱之象，而非战解之象矣。

战汗非由发汗而得，若病之可发汗者，邪在于表也，发汗则汗自出，奚俟于战。战汗者，由里出表也，故往往有清凉攻下之剂，绝不参一毫表药，自得战汗而解者，此由表里通达，阴阳交和，自然而然，而非可逼之使汗也。

头　痛附项强

太阳之为病，脉浮，头项强痛而恶寒。是头项强痛专属太阳证，然他经亦互见，特太阳其专主耳。凡邪之自外而入者，必主头痛，如经云：太阳病，头痛发热，身疼腰痛，骨节疼痛，恶风无汗而喘者，麻黄汤主之。太阳病，头痛发热，汗出恶风者，桂枝汤主之。此与发热同机，风寒之邪，自外而入，其脉主浮，故可发之使从汗解也。

其有不从太阳而从少阳者，经云：伤寒脉弦细，头痛发热者，属少阳，少阳不可发汗，此属胃，胃和则愈，胃不和则烦而悸。盖弦为少阳定脉，其头痛特邪之外溢于太阳，而非太阳之自病，故仲景特申发汗之禁。又太阳与少

① 脉厥：病名。指战汗后暂见脉停而呼吸尚存之证。

阳并病，头项强痛，或眩冒，时如结胸，心下痞硬者，慎不可汗，而亦不可下，汗下俱不可，而从少阳和解之法，仲景虽不言，在人因证善会矣。

阳明病尤忌发汗，经云：伤寒六七日，不大便，头痛有热者，与承气汤，其小便清者，知不在里仍在表也，当须发汗，若头痛者必衄。此言风寒之邪，由表而入，热未入里，仍宜汗解，既入于里，则宜以承气汤下之矣。由此推之，湿热之邪，本在于里，而外溢于表，其初起每见头痛证，当以清里为主，微兼透表，里和则表自解，若徒与攻表，非但头痛不减，恐里证增剧矣。

太阴病亦有头痛者，经云：霍乱头痛，发热身疼痛，热多欲饮水者，五苓散主之，寒多不用水者，理中汤主之。霍乱，太阴证也，头痛发热，是阴病有转阳之机，惟亟去其里寒，则病出于阳而可治矣。

少阴一经，与太阳相表里，太阳之脉浮，少阴之脉沉。经云：病发热头痛脉反沉，若不差，身体疼痛，宜四逆汤。盖沉非太阳之脉，即不得同太阳发表之例，而与以大发其汗矣。

太阴少阴，其脉上至颈胸中而还，不循于头，应无头痛证，然阴阳出入，互相输应，其机正妙于转，不能呆执而论。至厥阴之脉，循喉咙之后，上入颃[1]颡[2]，连目眦，

① 颃（háng 杭）：颈项，咽喉。
② 颡（sǎng 嗓）：额。

上出额，与督脉会于巅。病亦有头痛者，如经云：干呕吐涎沫头痛者，吴茱萸汤主之是也。厥阴头痛，往往直升巅顶，其有痛甚入连于脑而手足寒者，不治。

太阳经病不解，转传入腑者，其人头痛而小便不利，治当不从经解，而从腑解。如经云：服桂枝汤或下之，仍头项强痛，翕翕发热，无汗，心下满微痛，小便不利者，桂枝去桂加茯苓白术汤主之。盖所以运胸中之阳，以化寒水之气，使从小便而解，故曰小便利则愈也。由是推之，其有热结于腑，头痛，小便不利，而又加以口渴，则宜以甘寒泻其腑热，而头痛自愈，其法又可会矣。

太阳之邪并于上，则头项强痛，并于下则项背强痛。经云：太阳病，项背强几几，反汗出恶风者，桂枝加葛根汤主之。太阳病，项背强几几，无汗恶风者，葛根汤主之。此以有汗无汗分别风寒，与发热同义。又经云：病者身热足寒，颈项强急，恶寒，时头热面赤，目脉赤，独头面摇，卒口噤，背反张者，痉病也。另详痉门。又结胸者，项亦强，如柔痉状，下之则和，宜大陷胸丸。盖气结于胸，则项牵连而强，故下之则和，此虽见项强证，而其邪又不关太阳也。

身　痛

身痛亦太阳表证，欲发其表，宜以汗解。然阴阳表里，互有出入，在权其轻重而善治之，不能执一也。

其宜汗解者，如经云：太阳病，头痛发热，身疼腰痛，骨节疼痛，恶风无汗而喘者，麻黄汤主之。又云：太阳中风，脉浮紧，发热恶寒，身疼痛，不汗出而烦躁者，以大青龙汤发之。此发汗之正法也。至于太阳之邪，连及少阳，则如经云：伤寒六七日，发热，微恶寒，支节烦疼，微呕，心下支结，外证未去者，柴胡桂枝汤主之。此专用少阳和解之法，而兼桂枝以和太阳之表，则又不纯用汗法矣。而脉必以浮为断，若脉沉者即不得治表，如经云：病发热头疼，脉反沉，若不差，身体疼痛，当救其里，宜四逆汤。又云：发汗后，身疼痛，脉沉迟者，桂枝芍药生姜人参新加汤主之。又云：少阴病，身体疼，手足寒，骨节痛，脉沉者，附子汤主之。其间治法天渊，在相其缓急，以分别先后。如伤寒，医下之，续得下利，清谷不止，身疼痛者，急当救里。后身疼痛，清便自调者，急当救表。救里宜四逆汤，救表宜桂枝汤。仲景论中本自昭晰，不得以身痛属表证，概与发表，致召亡阳之变也。

身痛固为表证，然湿家之为病，一身尽疼，此邪著于里，外舍于肌肉之间，要当温经，使自作汗而解，无径行发表之理。如经云：风湿相搏，身体疼烦，不能自转侧，不呕不渴，脉浮虚而涩者，桂枝附子汤主之。又曰：风湿相搏，骨节烦疼，掣痛不得屈伸，近之则痛剧，汗出短气，恶风不欲去衣，或身微肿者，甘草附子汤主之。此二者，当温经则其汗自透，若大发其汗，病反不除，不呕不渴，方可温经。由此推之，则呕而且渴，又属湿热壅滞，汗法尤忌矣，故仲景又曰：太阳中暍者，发热恶寒，身重而疼痛。要之湿淫与热淫，皆能使身疼痛，虽宜得汗而解，而汗法不可一例施也。

霍乱下利，本属阴病，阴病转阳，往往见身疼痛之证，治宜先温其里，乃攻其表，如理中四逆辈是也。至吐利止而身痛不休，当消息和解其外，宜桂枝汤小和之。此在仲景论中有法有方，可以遵循，其有寒尽化热，转成阳明燥渴证者，则又当别论矣。

凡用汗法，宜相其人之津液。经云：脉浮紧者，法当身疼痛，宜以汗解之。假令尺中迟者，不可发汗。何以知之然？以荣气不足，血少故也。又疮家虽身疼痛，不可发汗，汗出则痉。凡用汗法者，其慎诸。

有身疼痛而兼体重者，有但体重而身不疼者，有身疼痛而体不重者。如伤寒脉浮紧，一身尽疼痛，必恶寒体重呕逆，又伤寒脉浮缓，身不疼，但重乍有轻时，无少阴证者，此均当大发其汗也。至少阴病，四肢沉重，其脉则沉而不浮矣。他如风温为病，自汗出，身重多眠，三阳合病，腹满身重，难以转侧，与夫太阳中暍者身重而疼痛，皆申发汗之禁。总之，体重亦有宜汗不宜汗之辨，可与身痛参看。

腰痛一证，其由头疼身痛而牵连及之者，同属太阳表证，表解则痛自已矣。兼湿者，当察其兼证，分别寒湿与湿热，依法施治。但太阳病与少阴相为表里，腰痛又须防肾虚之候，不可不察。

四肢痉痛者，同属太阳经脉之郁，与身痛参看。痛在周身者，邪之分布也，痛在一处者，邪之专注也。专注之邪，其血脉必别有凝泣之处，须于解表药加一二引经药，方验其风寒暑湿之辨，尤必察其兼证，分别施治，庶无差忒。

头　眩附目眩、摇头

头痛属太阳证，其有头不痛而但苦眩旋者，则得之阳明者居多。凡病初起即苦头眩者，有风有热有痰，如经云：阳明病但头眩不恶寒，故能食而咳，其人必咽痛，阳明病以能食为中风，是因风而头眩者也。又云：阳明病脉迟，食难用饱，饱则微烦头眩，必小便难，此欲作谷瘅，瘀热在里，乃发瘅黄，因热而头眩者也。由是而推之于痰，则挟风为风痰，挟热为热痰，凡痰必有其致痰之因，审其所因以治生痰之本，则痰自去，此皆实证立治之大法。至于少阳之为病，则为目眩，目眩与头眩有别，而总为阳热上升之所致也。其有太阳病误施汗下，因虚致冒而头眩者，经云：太阳病发汗，汗出不解，其人仍发热，心下悸，头眩，身瞤动，振振欲擗地者，真武汤主之。又伤寒若吐若下后，心下逆满，气上冲胸，起则头眩，脉沉紧，发汗则动经，身为振振摇者，茯苓桂枝白术甘草汤主之。是虚寒之候，亟与温里补虚，犹虞不及，总之汗下不可误施。经云：动气[1]在左，不可发汗，发汗则头眩。动气在右，不可下，下之则头眩。动气在下，不可下，下之则猝起头眩，仲景早垂深戒矣。

又少阴病，下利止而头眩，时时自冒者死，诸逆发汗剧者，言乱，目眩者死，此阴竭而虚阳上脱，不可复救。有摇头者，与头眩又有别，经云：独头面摇，卒口噤，背反张者，痉病也。另详痉门。更有摇头言者，里痛也，亦尚非逆候。至于阳反独留，形体如烟熏，直视摇头者，此为心绝，必不可救。

咳

咳之一证，在寻常感冒，由风邪袭于皮毛，内合于肺，其证但鼻塞声重而不发热，人多目为伤风轻症而忽视之，不以为意。然致咳之因，已有寒热内外之不同矣，若发热而咳，其病亦有传变，正不以咳为肺疾，概从肺经论治也。

太阳病表证不解，与寒饮相合，因而致咳者，经云：伤寒表不解，心下有水气，干呕发热而咳者，小青龙汤主之。盖内外合寒，非温不解，方用麻黄桂枝，所以去外寒也，半夏干姜，所以去内寒也，而佐以芍药五味以收肺气

① 动气：指脐周的搏动。

之逆，此纯温之剂也。至于肺胀咳而上气，烦躁而喘，脉浮者，即用本方加石膏，盖其肺气已热，而中挟寒饮，上凌及肺，故不废麻桂之辛温，而加石膏以降肺金清肃之气，使水从下趋，此热因寒用，又非纯温所宜矣。若阳明热甚，火来乘金，因热致咳者，不但误与麻桂，变证不小，即半夏之辛温，亦所不宜，当遵仲景法以栝蒌根易半夏，而欲折阳明之热，舍石膏又谁与归？

其有自表入里，转属少阳者，经云：伤寒中风，往来寒热，胸胁苦满，默默不欲饮食，心烦喜呕或咳者，小柴胡去人参大枣生姜加干姜五味子主之。盖小柴胡汤之用半夏，乃逐饮之圣药，又有柴胡黄芩以和在表之邪，复用干姜五味以收肺气之逆，且有黄芩而干姜不嫌于过温，有半夏而五味亦不嫌于过敛也。少阴为水脏，全赖君火以化气，故与太阳相表里，其有阳邪陷入阴中而咳者，如经云：少阴病四逆，其人或咳者，四逆散加干姜五味子汤主之。盖阳陷入阴，其人四逆，用柴胡以启其生阳，干姜五味化饮平逆，此乃和剂而非温剂也。若少阴君火自病者，如经云：少阴病下利六七日，咳而呕渴，心烦不得眠，猪苓汤主之。此已从阳热化气，其下利乃阳热下利，以猪苓汤分调水道，则烦渴平而咳利均止矣。凡此皆不宜纯温之证，其宜急温者，则如经云：少阴病腹痛，小便不利，四肢沉重，疼痛自下利者，此为有水气，其人或咳者，真武汤加五味子细辛干姜主之。此则少阴[1]本脏虚寒之病，阳衰阴盛，当急温而无疑矣。

衄　　血

衄血者，邪热在表也，邪在于表，宜以汗解。不得汗，因致衄，经云：伤寒脉浮紧，不发汗，因致衄者，麻黄汤主之。此非麻黄汤之治衄也，谓宜麻黄而不依法以麻黄汤发汗，乃作衄也。又曰：伤寒不大便六七日，头痛有热者，与承气汤。其小便清者，知不在里，仍在表也，当须发汗。若头痛者必衄，宜桂枝汤。此又非桂枝汤之治衄也，谓宜桂枝而不依法以桂枝汤发汗，乃成衄也。衄与汗同义，而衄家不可发汗，发汗则额上陷脉紧急，直视不能眴[2]，不得眠。是衄解之后，无再发汗之理，盖风寒在表，先犯太阳，从阳化热，逼血妄行，故经曰：阳盛则欲衄。又曰：太阳病脉浮紧，发热自衄者愈。是在经之邪，随衄而解，则知衄正邪解之候也。至阳明病口燥，但欲漱水不欲咽者，此必衄。阳明热甚则口燥，而热尚在于经，未入于里，故但欲漱水不欲咽，以此为欲衄之兆，亦以热在表故也。

太阳病当汗不汗，转从衄解，其不当汗而妄汗者，莫如误发少阴汗，扰动阴血，为变滋烈。经云：少阴病，但

① 阴：原作“阳”，据集成本改。

② 眴（shùn 顺）：目动也。

厥无汗，而强发之，必动其血，未知从何道出，或从口鼻，或从目出，是名下厥上竭，为难治，则又不得责其为表热矣。二者，一则误于当汗不汗，其变小，一则误于不当汗而汗，其变大，用药者可不慎欤？

鼻　鸣附鼻如烟煤、鼻如扇张

太阳中风，鼻鸣干呕，鼻鸣者，风邪干肺也。肺主皮毛，风邪袭于皮毛之间，未经深入，故但取轻扬之剂，解散其皮毛之邪，则鼻鸣自已矣。若挟热者，则鼻鸣而干，宜兼清肺胃之热。然此犹浅焉者也，至邪热烁肺，则鼻如烟煤，是肺气将绝，亟与大剂甘寒，生津泻热，犹恐不及矣。更有鼻孔扇张者，或由痰郁，或由热郁，其病亦尚浅而可治。倘因虚竭，鼻中之气出入皆微，或出多入少，亦属败证，百难救一。

耳　聋

耳聋属少阳证，少阳当半里半表，邪入少阳，挟痰上升，清窍为蒙，治当清解少阳，则耳聋自罢。又有发汗太过，因虚而致耳聋者，经云：未持脉时，病人叉手自冒心，师因教试令咳而不咳者，此必两耳聋无闻也，所以然者，以重发汗，虚故如此。又曰：病人两耳无所闻者，以虚故也。既责其为虚，不但不宜再发其汗，而且不宜妄下，惟有以轻清之剂，通调表里，使邪气渐退，粥食渐加，正气渐复，自然而愈，不能强治。

咽痛

咽痛一证，阴阳寒热所因不同，最难辨认。大凡阳热之证，多起于太阳，而阳明与少阳亦互见之。阴寒之病，多中于少阴，而太阴与厥阴亦牵及之。其间温凉异治，倘辨证先错，率意投剂，召变甚捷，可不慎诸？

风邪从皮毛而入，首犯太阳，肺先受邪，与痰涎互结，则咽痛而梗，与以驱风利咽，其邪尚浅而易疗。其结之甚者，则加以红肿，则当参用破结消肿之品。又甚者，热浮之气，弥满三阳，与毒涎恶血两相胶结，顷刻之间，胀塞咽喉，致气不得通而死，或用吐法以宣其痰涎，或用刺法以去其恶血，救之不容须臾缓矣。

凡阳热之证，虽至险极恶，人犹易识。至少阴咽痛，人多不识，即识之而温里之剂，又多畏而不敢轻投，殊不知阴寒之甚，格阳于上，乃致咽痛。真寒假热，非温不辨，而温法又各有别，不容概施，如经云：少阴病二三日，咽痛者，可与甘草汤，不差者与桔梗汤。又云：少阴病咽中痛，半夏散及汤主之。又云：少阴病咽中伤，生疮不能语言，声不出者，苦酒汤主之。此虽少阴病，以尚无下利逆冷诸变，而证有轻重，方亦有缓急，其不取寒凉直折，一也。若咽痛而复下利，则如经云：少阴病下利清谷，里寒外热，手足厥逆，脉微欲绝，身反不恶寒，其人咽痛者，通脉四逆加桔梗汤主之。此因阴寒气盛，元阳将脱，故宜亟使阳气归根，是非峻温不可矣。

凡咽痛之宜用温药者，仲景原为真寒假热者之立法，若辨证不的，为祸甚速，倘非阴盛阳衰之候，即不得施回阳胜阴之法，故仲景又曰：少阴病下利，咽痛，胸满心烦者，猪肤汤主之。盖彼因下利而阳亡，此因下利而阴涸，治又不同也。更有阳热炽甚，痰涎涌结，其脉反迟，而协热下利者，此又属阳证似阴之候，此惟吐法为最善。经云：病胸上诸实，胸中郁郁而痛，不能食，欲使人按之，而反有涎唾，下利日十余行，其脉反迟，寸口脉微滑，此可吐之，吐之则利止。盖胸中闭塞者不可汗，又胸中闭塞者不可下，仲景已有深戒。而病当胸中当吐之，且吐中自寓发散之义，则可使结开而利止也。

渴附口苦、口甘

口渴一证，乃伤寒一大关键，不可不细心体察。凡风寒在表，邪在太阳，不言渴也，一入阳明，则不恶寒反恶热，口渐知渴矣。其有太阳病初起而即口渴者，温热之邪，自里出表，虽见表证，邪不在表，故仲景云：太阳病发热而渴，不恶寒者为温病。又太阳中暍者，其人汗出恶寒，身热而渴也，是不宜发汗，与风寒异治。至于湿温初起，湿未化热，口虽渴，却不能饮，化热之后，始大渴引饮矣。故就口之渴与不渴，可以辨邪之表里，中之寒热，而即可以渴之微甚，辨热之轻重，临证时首宜辨此。

凡阳热之证，一见口渴，即当泄热为主。至三阴证，如系本脏虚寒自病者，本无所为渴也。然阴病转阳，亦有发热而渴者，当与和调津液，不宜直折其热，缘阴盛阳微，口渴正阳回之候，泄热则转泻其阳矣。其或阴液干涸，燥渴转甚，则量与泄热之中，尤当佐以养阴生津，此为大渴引饮者立法。若口中虽渴而不欲饮，见水辄避者，即属真寒假热之候，其脉或沉细，或空大，当以温剂引阳归根，则虚寒之状反著，倘误与寒凉，祸不旋踵矣。

霍乱后多见口渴之证，经云：霍乱头痛，发热，身疼痛，热多欲饮水者，五苓散主之，寒多不用水者，理中丸主之。盖吐下之后，津液已伤，且阴病转阳，宜以理脾为主，使脾气散精，表里并解，津液流通，而渴自止矣，切不可见渴投凉，反增其逆。且五苓散上升脾津，下通水道，若太阳病不解，犯入膀胱之腑，其人有表里证，渴欲饮水，水入则吐者，亦主此方，以白饮和服方寸匕，多服暖水，汗出愈。若无太阳表证，而但脉浮发热，渴欲饮水，小便不利者，五苓之温化又所不宜，则宜猪苓汤化热通津。凡若此者，皆与治阳热之渴用甘寒者不同也。

凡口渴多属里证，若热在经而不在里者，口虽渴，但欲漱水不欲咽，此欲作衄血及班疹之先兆，不可遽用寒凉，壅遏邪气，当审其病因而施解表之法。又凡诸渴证欲饮水者，但当少少与之，令胃气和则愈，若饮水过多，恐增喘、哕、悸、满诸变，不可不慎。

别有口苦者，乃邪热入于少阳，故仲景以口苦咽干为少阳病之提纲。至于口甘，《内经》称为脾瘅[①]，由湿热郁蒸而成，宜扫除胸中陈腐之气，此二者口虽不渴，总属热证，辛温忌投矣。

① 脾瘅：病名。过食肥甘所致，以口中发甜为主症。

下　集

桂　枝　汤

桂枝三两，去皮　芍药三两　甘草二两，炙　生姜三两，切　大枣二十枚，擘

上五味，㕮咀，以水七升，微火煮取三升，去滓，适寒温服一升，服已，须臾啜热稀粥一升余以助药力，温覆令一时许，遍身漐漐微似有汗者益佳，不可令大汗如水流漓，病必不除。若一服汗出，病瘥，停后服，不必尽剂。若不汗，重服，依前法，又不汗，小促役其间，半日许令三服尽。若病重者，一日一夜服，周时[①]观之，服一剂尽，病症犹在者，更作服，若汗不出者，乃服二三剂。禁生冷、粘滑、肉面、五辛、酒酪、臭恶等物。

此太阳中风主治之方也。经云：太阳中风，阳浮而阴弱，阳浮者，热自发，阴弱者，汗自出，啬啬恶寒，淅淅恶风，翕翕发热，鼻鸣干呕者，桂枝汤主之。卫强故阳脉浮，营弱故阴脉弱，卫本行脉外，又得风邪相助，则其气愈外浮，阳主气，风为阳邪，阳盛则气易蒸，故阳浮者热自发也。营本行脉内，更与卫气不谐，则其气愈内弱，阴

① 周时：一昼夜。

主血，汗为血液，阴弱则液易泄，故阴弱者汗自出也。啬啬恶寒，内气虚也，淅淅恶风，外体疏也。恶寒未有不恶风，恶风未有不恶寒，二者相因，所以经文互言之。翕翕发热，乃就皮毛上形容，鼻鸣，阳邪壅也，干呕，阳气逆也。太阳中风之病状如此，谛寔①此证，宜用此方，凡欲用仲景方，先须辨证也。

愚按：本方主以桂枝者，以桂枝能入营而作汗，非徒取其能驱风也。辅以芍药者，以芍药能和营而息风，非徒取其能止汗也。桂枝得芍药，于发汗之中，仍寓敛液之义；芍药得桂枝，于益血之内，仍收化气之功。而桂枝又藉生姜之力，攘之于外，以导风邪之出路；芍药又得甘草大枣之力，安之于内，以断风邪之入路。凡读仲景方，宜深求制方之义。

再按：仲景桂枝汤一方，独自注云桂枝本为解肌。解肌者，乃解肌表之邪，不使扰动营血，以是示微发汗于不发汗之中也。而要之桂枝本入营作汗之品，赖有芍药以收敛汗之功，今人误谓桂枝一味，能固卫而敛汗，失之远矣。观其服法云：服已须臾，歠热稀粥一升，以助药力，温覆令一时许，遍身漐漐微似有汗者益佳，不可令如水流漓。此段斡旋之法，具有精义。歠热稀粥者，欲藉谷气以助营血而资其汗，若如水流漓，则营弱者益不能胜，故曰

① 寔（shí 食）：通“实”。《正字通·宀部》：“寔，与实通。”

病必不除。此中用法之妙，全在营卫强弱上讨消息，处桂枝汤方者，先须参透此一关。

再按：经文云，太阳病，头痛发热，汗出恶风者，桂枝汤主之。此与前条太阳中风，阳浮阴弱一段大同小异，何所取而重叠其文耶？殊不知彼条言太阳中风，乃昭揭中风之病状而示之以主方，此条浑言[1]太阳病，则如所云头项强痛恶寒，乃中风伤寒公共之太阳病，即如本条之头痛发热恶风，亦太阳中风伤寒之公共证。更何所辨而知其孰宜麻黄孰宜桂枝耶？其关键全以汗出为辨，汗出便是桂枝的对之证，若汗不出而发热脉浮紧者，是麻黄汤证，误用桂枝之辛热，而益以芍药之酸收，则寒邪凝结，漫无出路，变证蜂起，即显犯桂枝之大禁矣。此仲景教人辨证之法也。

桂枝汤有禁用三法，用桂枝者不可不知。其一曰：桂枝本为解肌，若其人脉浮紧，发热汗不出者，不可与也。夫脉浮紧，发热汗不出，是寒伤营之脉证，宜麻黄汤主治。脉浮缓，发热汗自出，是风伤卫之脉证，宜桂枝汤主治。今见寒伤营之脉证，即不得主用风伤卫之治法，以其同见头项强痛恶寒之太阳病，同见浮脉，最易牵混，故重言之曰常须识此，勿令误也。不此之察而误用之，其人营气本实，邪无出路，不能外泄，势必上涌，又得辛热酸敛

---

① 浑言：训诂学术语，与析言相对，指笼统地说。又称统言，泛言。

之性，怫郁其营中之血，不至吐脓血不止，故曰凡服桂枝汤吐者，其后必吐脓血也。至若酒客病，不可与桂枝，得汤则呕，仲景即自注云：以酒客不喜甘故也。诸家皆以酒客胃中湿热素盛，故得之使满逆而呕，则由此而类推之，凡感外邪而中挟温[1]热者，其不可乱用桂枝也审矣。予每见今人误认桂枝汤为敛汗之药，凡遇湿温风热等证，见其汗出热不解，竟敢恣用桂枝而无忌，此又仲景当日意料之所不及。用之贻误，不自咎其辨证之不清，反谓古方之难用。而鉴此者，转引叔和桂枝下咽，阳盛则毙之说，实其言以相戒，其亦匆思之甚也矣。

桂枝之禁例既明，则凡见头项强痛恶寒之太阳病，而汗出脉浮缓者，主以桂枝之解肌而无疑矣。解肌者，乃解其肌表之邪，而仍欲使之微似有汗也，故经中又指桂枝曰发汗，欲发汗而仍不欲大发其汗，故又曰和，和则发汗之机必不迅。故他方皆刻期取效，而桂枝服后，病证仍在，仍宜作服。观其服法云：若一服汗出，病瘥，停后服，不必尽剂。若不汗，重服，依前法，又不汗，后服小促役其间，半日许令三服尽。若病重者，一日一夜服，周时观之，服一剂尽，病证仍在，更作服，若汗不出，乃至二三剂以是。为调和营卫，解肌发汗，一定不易之法。但须辨证明晰，用当其病，既未遽效，仍堪复进，以视麻黄汤之

① 温：据文义，疑为“湿”。

大发其汗，固有间也。

再太阳病以风伤卫、寒伤营二证，分主桂枝麻黄二法，其说始于许学士①，而前明方中行及国朝如喻嘉言、程郊倩辈，皆仍其说。唯柯韵伯②谓桂枝汤一方，凡头痛，发热，恶风，恶寒，其脉浮弱，汗自出者，不拘何经，不论中风伤寒杂病，咸得用此发汗，若妄汗妄下而表不解者，仍当用此解肌。推柯氏之意，盖以仲景于桂枝汤，散见于他经，而用之者亦多，故主论若此。而予就经文细绎之，如经所云伤寒，发汗解，半日许复烦，脉浮数者，可更发汗，宜桂枝汤一条，柯氏殆据此以为伤寒亦宜桂枝之证，而不知经文明言伤寒发汗解，其用麻黄发汗可知矣，半日许复烦，脉转浮数，则因发汗之后，在外之风邪易袭，而在内之营气已伤，烦因心扰，数属阴虚，奚堪复任麻黄？其改用桂枝者，非太阳伤寒之宜桂枝，乃发汗后复烦脉浮数之的宜桂枝也。至阳明病之亦有用桂枝者，若经云：阳明病，脉迟，汗出多，微恶寒者，表未解，可发汗，宜桂枝汤是也。按阳明本自多汗，但不恶寒而恶热，今微恶寒，则太阳之表证未罢，亟当从太阳领出其邪，此又非阳明病之宜桂枝，乃太阳表未解之的宜桂枝也。且其下文又云：阳明病，脉浮无汗而喘者，发汗则愈，宜麻黄

① 许学士：许叔微，南宋医家，字知可，著《伤寒百证歌》《伤寒发微论》等。

② 柯韵伯：柯琴，清代伤寒学家，字韵伯，号似峰，著《伤寒论注》《伤寒论翼》《伤寒附翼》三书，合称《伤寒来苏集》。

汤。合此二条观之，要知邪自太阳初入阳明，须察其邪自太阳中风而来，而中风证未罢，仍当从中风主治之法。邪自太阳伤寒而来，而伤寒证未罢，仍当从伤寒主治之法，益见桂枝麻黄分主中风伤寒二证，为天然不易之定法矣。至三阴经本无发汗之例，虽太阴病有脉浮可发汗之条，亦非太阴病宜用桂枝，亦以脉浮自当发汗，而本方芍药生姜大枣，亦得资以奠安太阴。若谓妄汗妄下之后而表未解者，亦宜用此解肌，试思何谓妄汗，正谓桂枝证误用麻黄，麻黄证误用桂枝耳。且发汗后不可更用桂枝汤，下后不可更用桂枝汤，仲景设有明禁。其误下后间有宜桂枝者，亦须察其脉浮，其气上冲者，方可与之，若不尔者，不可与也。仲景经文，本自明白易晓，若如柯氏所云，则求之多歧，适以滋乱，转使后之学者漫无头绪可寻。况风寒之邪，皆从太阳而入，太阳一经，寔为伤寒家开手第一工夫，此等源头不清，开手便错，余故不惮援引经文，以直破其惑，而临证处方，庶有把握，不致淆乱矣。

再按：桂枝汤固为太阳初病时立法，而日久亦有宜用之者，总以外证未解为辨。至柯氏所指误汗误下两层，此恰浑举不得，自当分辨，盖误汗之后，即有亡阳漏风诸变，另有专方救逆。虽仲景有伤寒大下后复发汗，心下痞，恶风者，表未解也，不可攻痞，当先解表之条，亦因下后发汗，其痞究从误下所致，又从恶寒上辨出表未解来，自当先解其表，表解乃可攻痞，此外别无汗后复用桂枝明文。更有表里错杂之邪，宜先里后表者。若下利清谷，腹满胀，身疼痛者，则里证急而表证缓，又当先温其里，后攻其表，必俟下利止而身痛未休，再当消息和解其外，解外仍不离桂枝成法。此中出入变化，具有元机，全要平时体认经文，临病详参脉证，则一百一十三方，皆无误用，奚啻桂枝也？

再按：桂枝固为太阳主方，而救逆之法，从此方变化者，无论增一味，减一味，其主治各不同，但就原方增减分两，即另立汤名，治证迥别，如本方加桂即名桂枝加桂汤，重加芍药即名桂枝加芍药汤之类是也。另宜逐方诠解，附于本方之后，而总以此方为祖，故以是冠一百一十三方之首。

桂枝加桂汤

桂枝汤方内，更加桂二两，成五两。

上五味，以水七升，煮取三升，去滓，温服一升。

桂枝汤治太阳中风，乃两和营卫之圣药。今照原方加桂，便另立汤名，主治之病，迥然不同，可见先圣立方之严，即分两亦不可苟也。经云：太阳伤寒者，加温针必惊也。又云：烧针令其汗，针处被寒，核起而赤[1]者，必发奔豚，气从少腹上冲心者，灸其核上各一壮，与桂枝加桂

---

① 核起而赤：针孔突起而红赤。

汤更加桂。按：奔豚乃少阴肾水凌心之证，何以主用桂枝太阳之方，盖太阳为诸阳主气，而行太阳之令者，心主是也。太阳伤寒，理应发汗，汗为心之液，全赖心主之一点真阳，以化气而逐邪，误用温针，则寒邪不外出而内入，内入则扰动心营，心阳受寒邪所迫，君主孤危，肾水得而乘之矣。核起而赤，心阳不能内固，色已外见，气从少腹上冲心，水邪上逆，真火将受其扑灭，故亟灸核上，先使温经而复阳。而方中重用桂枝者，以桂枝能直入营分，扶阳化气，得此重兵以建赤帜，则君主得自振拔，而肾水自降，泄北补南，一举两得，此为制胜之师。

按：此方加桂，或作桂枝外另加肉桂，但有“成五两”三字，当仍属桂枝，且此证本因太阳病误治所致，重用桂枝，正以一物而全收安内攘外之功。

桂枝加附子汤

于桂枝汤方内，加附子一枚（炮，去皮，破八片），余依前法。

此治汗出漏风之方也。经云：太阳病，发汗，遂漏不止，其人恶风，小便难，四肢微急，难以屈伸者，此方主之。按：太阳病当取漐漐微似有汗者佳，不可令如水流漓，大发其汗，卫撤藩篱，营不能守，遂至漏不止矣。腠理既开，风无所御，而津液盖随阳气外泄，无复渗膀胱而柔筋脉，乃至小便难，四肢微急，难以屈伸。种种变证，皆因卫气撤护，致在内之津液直趋于外，有莫御之势，亟当乘津液尚未全涸之时，固其卫气，使趋外之津液还返于内，故主桂枝汤加附子，以固卫之法为救液之法也。

此证全是卫气外泄，津液内夺之象，而附子乃燥液之品，仲景偏用之救液，此何义也？盖卫阳将脱，非得附子之大力，必不能迅走卫分以回阳。今但使卫阳亟固，先断其外泄之路，则就吾身固有之津液还返于内，阳回而津自复，更无藉他药生津润燥之力，此其立方之所以圣也。

按：此方之加附子，与亡阳证之用真武同义。喻嘉言曰：此阳气与阴津两亡，更加外风复入，与亡阳证微细有别，故主桂枝加附子，以固表驱风，而复阳敛液也。

桂枝加芍药生姜各一两人参三两新加汤

桂枝三两，去皮　芍药四两　甘草二两，炙　人参三两　生姜四两　大枣十二枚，擘

上六味，以水一斗一升，微火煮取三升，去滓，分温服。

经云：发汗后，身疼痛，脉沉迟者，此汤主之。身疼痛，表未尽也，脉沉迟，里已虚也，得之发汗之后，则营血亦微矣，故加芍药以益营血，加生姜以逐表邪，以其脉沉迟，不得不兼人参以补虚，但一桂枝汤而稍一转移，已非桂枝之旧法，故曰新加。

按：柯韵伯《伤寒论翼》谓此方系去芍药生姜，新加

人参，加芍药生姜乃坊本之讹，但诸家皆仍加芍药生姜之说。想柯氏之意，以脉见沉迟，似无再加芍药之理，但病属发汗以后，则芍药益营之功自宜重恃。

程郊倩曰：身疼痛，脉沉迟，得之太阳病发汗后，非属阴寒，乃由内阳外越，营阴遂虚，营主血，血少则隧道窒塞，卫气不流通，故身疼痛，于桂枝汤中倍芍药生姜，养营血而从阴分宣邪，加人参托里虚而从阳分长阴。脉沉者营气微，迟者营中寒，此沉迟之脉，非本来之沉迟，乃汗后新得之沉迟，故治法亦新加人参而倍姜芍。此说亦自解得明白。

喻嘉言曰：桂枝人参汤中去芍药者，以误下而邪入于阴，芍药主阴，不能散阳邪也。桂枝新加汤中倍芍药者，以误汗而阳虚邪凑，恐阳孤无偶，用芍药以和之，俾不至散乱也。此说亦当参看。

芍药甘草附子汤

芍药三两　甘草二两，炙　附子一枚，炮，去皮，切八片

已上三味，以水五升，煮取一升五合，去滓，分温服。

此桂枝汤去桂姜枣，加附子，亦桂枝汤之变方也。经云：发汗病不解，反恶寒者，虚故也，此汤主之。发汗后之恶寒，其非表邪可知，若因其恶寒而投以桂枝，误也，

故以附子合芍药甘草，从阴分敛戢[1]其阳，阳回而虚自止矣。

凡汗后之恶寒属虚，汗不出之恶寒属实，不得以汗不出之恶寒，拦入阳虚一路，此又仲景言外之意，宜识之。

桂枝甘草汤

桂枝四两，去皮　甘草二两，炙

上二味，以水三升，取一升，去滓，顿服。

此于桂枝汤中摘取二味，遂变和营固卫之方，而为理虚护阳之剂也。经云：发汗过多，其人叉手自冒心，心下悸，欲得按者，桂枝甘草汤主之。汗者心之液，发汗过多，则心气虚，虚故悸，叉手冒心，心阳失护而求卫也，因虚而悸，故欲得按。乃于桂枝汤中尽撤生姜之辛散，大枣之沉滞，并无藉于芍药之酸收，独任桂枝入心营以助阳，又得甘草逗留中土，载还阳气，则心君复辟，中宫谧泰矣。

徐灵胎曰：此乃亡阳之轻者，同一心下悸证，若其人头眩身瞤动，振振欲擗地，又属真武汤矣。一证而轻重不同，用方迥异，其义精矣。

茯苓桂枝甘草大枣汤

茯苓半斤　桂枝四两，去皮　甘草二两，炙　大枣十二

① 戢：收敛。

枚，擘

上四味，以甘澜水一斗，先煮茯苓，减二升，内诸药，煮取三升，去滓，温服一升，日三服。作甘澜水法：取水三斗，置大盆内，以杓[①]扬之，水上有珠子五六千颗相逐，取用之。

发汗后，其人脐下悸者，欲作奔豚，此汤主之。按：心下悸是心阳虚，脐下悸是肾气动，肾气一动，便有凌心之势，若俟其奔豚既作，则补救已晚，亟当乘此欲作未作之时，预伐其谋。桂枝保心气，茯苓泄肾邪，甘草大枣培土制水，煮以甘澜水，取其力薄，不致助水也。

再论桂枝加桂汤，不用茯苓者，以气已从少腹上冲心，难恃茯苓渗泄之力，故寄重任于桂枝，以助心阳而伐肾气，此则水势尚在下焦，尚堪培土以制水也。

桂枝去桂加茯苓白术汤

芍药　白术　茯苓　生姜各三两　甘草二两，炙　大枣十二枚，擘

上六味，以水八升，煮取三升，去滓，温服一升，小便利则愈。

此治太阳里水法也。经云：服桂枝汤，或下之，仍头项强痛，翕翕发热，无汗，心下满，微痛，小便不利者，本方主之。按：头项强痛，翕翕发热，明是桂枝汤证，乃

① 杓：通“勺”。《集韵·药韵》：“杓，挹酌器，通作勺。”

服汤已，或下之，而本证仍在，反加无汗，汗不外出，水气停于心下，因而满痛。但满而不硬，痛而尚微，又非误下结胸之比，皆因小便不利，膀胱之水不行，致中焦之气不运，虽见太阳诸证，病恰在腑而不在经。病不在经，不当攻表，自宜去桂，病已入腑，法当行水，宜加苓术培土制水，而姜芍甘枣乃得协成利水散邪之功，以其证本太阳，故虽去桂而仍以桂枝名汤也。

按：此条方中行谓中风兼寒，故桂枝及下法皆误，喻嘉言亦从其解。而程郊倩又以中气虚津液少立论，总觉牵强附会，与方义不甚相合。惟柯韵伯主太阳腑病立论，王晋三[①]亦以为治太阳里水法，则理路乃觉清晰，而方义亦属熨贴，今从之。

桂枝人参汤

桂枝四两，去皮　甘草四两，炙　白术三两　人参三两　干姜三两

上五味，以水九升，先煎四味，取五升，内桂枝，更煮取三升，去滓，温服一升。日再服，夜一服。

此理中加桂枝而易其名也。经云：太阳病，外证未除，而数下之，遂协热而利，利下不止，心下痞硬，表里不解者，此汤主之。盖因误下则里虚，里虚则热入，里虚

---

① 王晋三：王子接，清代医家，字晋三，著《脉色本草伤寒杂病》《绛雪园古方选注》等。

不能内守，遂协同外热，变而为利下不止，而必又心下痞硬，邪滞上焦，犹兼半表，故曰表里不解。夫下利不止，何以不用四逆以救里？以表热未罢也，心下痞硬，何以不用泻心以清里？以里气已虚也。此证辄防阳并入阴，故不但泻心中芩连不可用，即桂枝汤中芍药亦不可用，乃取桂枝行阳于外以解表，理中助阳于内以止利，此表里两解之治法也。

葛根黄连黄芩汤

葛根半斤　黄连三两　黄芩二两　甘草二两，炙

上四味，以水八升，先煮葛根，减二升，内诸药，煮取二升，去滓，分温再服。

此桂枝证误下救逆之法，非葛根汤之变制也。经云：太阳病，桂枝证，医反下之，利遂不止，脉促者表未解也，喘而汗出者，此汤主之。夫误下致利，亦有阳盛阳虚之别，但下利脉不应促而反促者，此属表未解之诊也。邪束于表，阳扰于内，喘而汗出，乃表里俱热之象，则治表不宜用桂枝，而当改葛根以解表，治里不宜用理中，而反取芩连以清里矣。

按：此当与前条桂枝人参证参看。柯韵伯曰：上条脉证是阳虚，此条脉证是阳盛，上条表热里寒，此条表里俱热，上条表里俱虚，此条表里俱实。同一协热利，同是表里不解，而寒热虚实，攻补不同，补中亦能解表，亦能除

痞，寒中亦能解表，亦能止利，神化极矣。

桂枝去芍药汤

于桂枝汤方内去芍药，余依前法。

此当与上条葛根黄连黄芩汤证参看。经云：太阳病，下之后，脉促胸满者，桂枝去芍药汤主之。按：下后脉促，同属表未解之诊，而促脉中又有阳盛阳虚之别。误下脉促，虽与上条同，然既无下利不止之证，又无喘而汗出之证，但见胸满，而又非结胸硬痛者比，则胸满非下后阳邪之内陷，实因下后阴邪之上搏，但当扶阳逐邪，不宜再益阴气，故治法仍主桂枝，而方中芍药自在急删之列也。

桂枝去芍药加附子汤

于桂枝汤方内去芍药，加附子一枚（炮，去皮，破八片），余依前法。

太阳病，脉促胸满者，桂枝去芍药汤主之。若微恶寒者，去芍药方中加附子汤主之。按：上条脉促胸满，是下后阳虚，阴邪搏膈，但当姜桂助阳散邪，不宜芍药益阴增满。若微恶寒，则搏膈之阴邪渐将侵越卫外，瞬有亡阳之变矣。前方虽去芍药，而姜桂之力尚不足以胜回阳之任，故必藉附子之刚烈，迅走卫外，以驱阴而复阳，预杜亡阳之变也。

桂枝加厚朴杏仁汤

于桂枝汤方内，加厚朴二两，杏仁五十个（去皮尖），余依前法。

此亦当与葛根黄连黄芩汤证参看。经云：太阳病，下之微喘者，表未解故也，桂枝加厚朴杏仁汤主之。同属喘之一证，有表有里，不可不辨。下后汗出而喘者，其喘必盛，是里热壅遏，火炎故也。下后微喘者，其汗必不大出，是表邪闭遏，气逆故也。表未解仍宜从表，治主桂枝解表，加朴杏以下逆气。按：本草厚朴杏仁主消痰下气，故又曰喘家作，桂枝汤加厚朴杏子佳也。

喻嘉言曰：此误风邪误下作喘治法之大要，若寒邪误下作喘，当用麻黄石膏，即此可推。

桂枝加芍药汤

于桂枝汤方内，更加芍药三两，随前共六两，余依桂枝汤法。

桂枝汤原方倍加芍药，即另立汤名，主治各别，与桂枝加桂汤同妙。经云：本太阳病，医反下之，因尔腹满时痛者，属太阴也，桂枝加芍药汤主之，大实痛者，桂枝加大黄汤主之。按：腹满时痛，痛而不实，即已伏下利之机，但究因太阳误下，表邪内陷，留滞太阴，非太阴脏寒本病，故仍用桂枝领出太阳陷入太阴之邪，但倍芍药滋脾阴而除满痛耳。

再按：腹满时痛，倍用芍药，得毋疑其太敛。程郊倩曰：以其邪陷已深，一经桂枝升举阳邪，正防脾阴随表药而外泄。此为独得真解。

桂枝加大黄汤

桂枝二两，去皮　大黄一两　芍药六两　生姜二两，切　甘草一两，炙　大枣十二枚

上六味，以水七升，煮取三升，去滓，温服一升，日三服。

按：此条之大实痛，则非腹满时痛之比矣。腹满时痛，是脾阴为虚阳所扰，大实痛，则脾气与阳气俱实。大实大满，似宜亟下，但阳邪究从太阳陷入太阴，与阳明胃实不同，仍宜桂枝领出阳邪，但加大黄微导其滞，则表里两邪，各有去路。程郊倩曰：二证虽属太阴，然来路实从太阳，则脉必尚有浮者存。

再按：柯韵伯谓腹满时痛是太阳太阴并病，若大实痛，是太阳阳明并病。满而时痛，下利之兆；大实而痛，燥屎之征。桂枝加芍药，小试建中之剂；桂枝加大黄，微示调胃之功。王晋三亦沿此论。然经文大实痛三字，直接上文，并无转属阳明之说，而仲景于太阴病，亦有当行大黄芍药之条，若果阳明胃实，则大实痛正承气亟攻之证，而桂枝加大黄，究属和解之法，并非下夺之剂，恐柯氏所

云未免失之穿凿。

桂枝去芍药加蜀漆龙骨牡蛎救逆汤

桂枝三两，去皮　甘草二两，炙　生姜三两，切　大枣十二枚，擘　蜀漆二两，洗去腥　龙骨四两　牡蛎五两，熬

上为末，以水一斗二升，先煮蜀漆，减二升，内诸药，煮取三升，去滓，温服一升。

经云：伤寒脉浮，医以火迫劫之亡阳，必惊狂，卧起不安者，此方主之。按：亡阳有二义。发汗过多，厥逆，筋惕肉瞤而亡阳者，乃亡阴中之阳，故用真武辈以救之。此以火劫致变，惊狂，卧起不安而亡阳者，乃亡阳中之阳，故无藉于芍药敛阴，而当加重镇入心之品，以急挽飞越之阳神也。

此证稍缓须臾，神丹莫挽，故重加救逆二字。喻嘉言曰：桂枝汤除去芍药，非恶其酸收也，盖阳神散乱，当求之于阳。桂枝汤，阳药也，然必去芍药之阴重，始得疾趋以达于阳位，既达阳位矣。其神之惊狂者，漫难安定，更加蜀漆为之主统，则神可赖之以安矣，缘蜀漆之性最急，丹溪谓其能飞补是也。更加龙骨牡蛎，有形之骨属，为之舟楫，以载神而反[1]其宅，亦于重以镇怯，涩以固脱之外，

① 反：同“返”。《论语·微子》：“使子路反见之，至则行矣。”

行其妙用。如是而后天君复辟，聿追[1]晋重耳[2]、越勾践返国之良图矣。

桂枝甘草龙骨牡蛎汤

桂枝一两，去皮　甘草二两，炙　牡蛎二两，炙　龙骨二两

上为末，以水五升，煮取二升，去滓，温服八合，日三服。

经云：火逆下之，因烧针烦躁者，此汤主之。此证较上条稍轻，以元阳尚未至飞越，故无取蜀漆迅疾之性急追以滋扰。但下后烧针，误而再误，因致烦躁，则此烦躁非太阳病汗不出之烦躁，又非少阴病吐利后之烦躁，是已具起卧不安之象，而为惊狂之渐，即伏亡阳之机，故主桂枝入心助阳，而加甘草、龙骨、牡蛎，以安中而镇逆也。

桂枝麻黄各半汤

桂枝一两十六铢，去皮　芍药　生姜　甘草　麻黄各一两，去节　杏仁二十四枚，汤浸，去皮尖及双仁者　大枣四枚，擘

上七味，以水五升，先煮麻黄一二沸，去上沫，内诸药，煮取一升八合，去滓，温服。

按：太阳病，得之八九日如疟状，发热恶寒，热多寒

---

① 聿追：追述。
② 重耳：春秋五霸之一晋文公，姬姓，名重耳。

少，此当正邪胜复之关，一则虑其邪之转属，一则虑其正之已虚，不可不细辨矣。若其人不呕，清便欲自可，是邪不属里，一日二三度发，是邪已外向，脉又微缓，则胃气足以敌邪，乃为欲愈之征。倘脉微而恶寒甚，此阴阳俱虚，不可更发汗、更下、更吐，恐误治伤阳，反生他变。若其人面色反有热色者，是为欲解未解之象，以其不能得小汗以宣助阳气，致阳气虽不内扰，却怫郁于皮肤肌肉之间，其身必痒，此明证也，故主桂麻而小其制，但得汗出而邪尽解矣。

桂枝二麻黄一汤

桂枝一两十七铢　芍药一两六铢　麻黄十六铢，去节　生姜一两六铢，切　杏仁十六个，去皮尖　甘草一两二铢，炙　大枣五枚，擘

上七味，以水五升，先煮麻黄一二沸，去上沫，内诸药，煮取二升，去滓，温服一升，日三服。

此条与桂枝麻黄各半汤证相类。经云：服桂枝汤大汗出，脉洪大者，与桂枝汤如前法，若形如疟，日再发者，汗出必解，宜用此汤。彼以阳气怫郁在表，故主桂麻并用，此属大汗出之后，故桂枝略重而麻黄略轻。

桂枝二越婢一汤

桂枝去皮　芍药　甘草各十八铢，炙　生姜一两三钱，切

大枣四枚，擘　麻黄十八铢，去节　石膏二十四铢，碎，绵裹

上七味，㕮咀，以水五升，先煮麻黄一二沸，去上沫，内诸药，煮取二升，去滓，温服一升。本方当裁为越婢汤桂枝汤合饮一升，今合为一方，桂枝二越婢一。

经云：太阳病，发热恶寒，热多寒少，脉微弱者，此无阳也，不可更汗，宜桂枝二越婢一汤。按：无阳何以用石膏？因此诸家诠释，不得其解。或谓无阳乃无津液之义，与亡阳有别，并与阳虚不同。或谓阳邪来乘，正阳为其所夺。至柯韵伯谓此条必有错简。愚按：无阳二字，乃谓无阳邪也。发热恶寒，热多寒少，疑属阳邪为患，但脉见微弱，知邪不在阳分也。既无阳邪，不当更汗，文义便明白易晓，故主以桂枝之二越婢之一，以和阴而宣阳也。

按：越婢二字之义，喻嘉言谓化热生津，柔缓之性，比女婢尤为过之。恐仲景命名取义，当不若是之远也。《外台》方作越脾，《内经》言脾不濡，脾不能为胃行其津液，此起太阴之津，以滋阳明之液。成无己亦作发越脾气解。

桂枝加葛根汤

桂枝汤原方，加葛根四两，桂枝、芍药各减一两，余同。

上六味，以水一斗，先煮葛根，减二升，去上沫，内诸药，煮取三升，去滓，温服一升，覆取微似汗，不须

啜粥。

经云：太阳病，项背强几几，反汗出恶风者，此方主之。按：太阳病，头项强痛，强不及背，项背强几几五字连读，几音殊，鸟之短羽者，动则引颈几几然，形容病人俯仰不能自如之状，此属太阳兼阳明之象。汗出恶风，太阳未罢，故仍以桂枝为主方，加葛根者，恐邪气愈转愈深，亟伐阳明之邪也。

麻黄汤

麻黄三两，去节　桂枝二两，去皮　甘草一两，炙　杏仁七十个，汤泡，去皮尖

上四味，以水九升，先煮麻黄，减二升，去上沫，内诸药，煮取二升半，去滓，温服八合，覆取微似汗，不须啜粥，余如桂枝法将息。

此太阳伤寒主治之方也。经云：太阳病，头痛，发热，身疼腰痛，骨节疼痛，恶风无汗而喘者，麻黄汤主之。同属脉浮头项强痛恶寒之太阳病，发热，汗出，恶风，脉缓者，名为中风。或已发热，或未发热，恶寒体重呕逆，脉阴阳俱紧者，名曰伤寒。中风头痛，伤寒亦头痛，中风发热，伤寒亦发热，中风恶风，伤寒亦恶风，至身疼腰痛，骨节疼痛，乃属体重之征，似与中风不同。然身疼痛，亦有宜桂枝解表者，然则从何辨其证之的宜麻黄，不宜桂枝耶？其著眼全在无汗而喘四字。麻黄走卫发

汗，杏仁下气定喘，以是为主，而佐以桂枝入营散寒，甘草和中保液，视桂枝之调和营卫，以取微汗者不同也。

桂枝麻黄，分主太阳病风伤卫、寒伤营二证，桂枝汤中不用麻黄，而麻黄汤中何以反用桂枝？或谓麻黄发汗太峻，取桂枝以监制之，予则不信也。按：桂枝辛热，能入营而助汗，桂枝汤中尚取芍药监制桂枝，岂桂枝反能监制麻黄？盖凡病之在太阳者，全要从营卫上讨消息。风则伤卫，卫气疏则风易入，卫属阳，风为阳邪，两阳相合，则卫强而营反弱，故脉缓而有汗，卫邪易出，但取主桂枝入营助汗，而无取麻黄过泄卫分之气也。寒则伤营，营气实则寒易著，营主阴，寒为阴邪，两阴相搏，则寒凝而卫亦闭，故脉紧而无汗，营邪不易出，宜主麻黄走卫发汗，必兼藉桂枝以散营分之寒也。此本发汗之峻剂，故更不须啜稀粥以助药力也，不用姜枣者，以姜性升而枣味滞，虑碍杏仁下气定喘之功也。

脉阴阳俱紧者，名曰伤寒，则紧固为寒邪之定脉矣。然沉紧者不宜发汗，当以浮字为辨，故又曰：脉浮者病在表，当发汗，宜麻黄汤也。脉之紧者与数不同，紧以象言，有坚凝之义，数以数言，有迅走之状，伤寒脉数者，为欲传也，但浮而数则病尚在表，可乘其半渡而击之，亦宜以麻黄汤发汗也。

麻黄汤为发汗之重剂，投之不当，变逆非小，即宜发汗之剂，亦须相人之津液，若尺中迟者不可发汗，身重心悸者不可发汗，咽喉干燥者不可发汗，淋家不可发汗，疮家不可发汗，衄家不可发汗，亡血家不可发汗，汗家不可重发汗，俱在麻黄之禁例矣。然当发汗者，或疑畏而不发，邪气不从表解，转陷入里，其变逆亦不小，总须审系营卫俱实，无汗而喘者，可放心用之而无疑，此全在乎脉辨证工夫。

伤寒有从衄解者，经云：太阳病，脉浮紧，无汗，发热，身疼痛，八九日不解，表证仍在，此当发其汗。服药已微除，其人发烦热目瞑，剧者必衄，衄乃解，所以然者，阳气重故也，麻黄汤主之。又云：伤寒脉浮紧，不发汗，因致衄者，麻黄汤主之。注家随文衍义，谓衄后当再用麻黄，以散余邪。按：伤寒有衄家不可发汗之禁，而经又言太阳病脉浮紧，发热身无汗，自衄者愈，衄后病解，何以又用麻黄之峻攻？柯韵伯谓麻黄汤主之五字，当属未致衄以前，是前人倒找文法，此言近是。

再按：太阳病之主麻黄汤，总以脉浮无汗而喘，为对证之药。其有太阳与阳明合病，喘而胸满者，邪结上焦，不可妄下，治不从阳明而从太阳，仍宜麻黄汤也。太阳病过十日以上，脉浮细，嗜卧，设胸胁满痛者，属柴胡证，若脉但浮者，是邪尚恋太阳，治亦从太阳而不从少阳，仍宜麻黄汤也。

再按：柯韵伯谓桂枝麻黄是通治太阳风寒之药，中风之重者，便是伤寒，伤寒之轻者，便是中风，桂枝发汗之轻剂，麻黄发汗之重剂，不必在风寒上细分，只在有汗无汗上着眼，此启后人淆乱之阶，不可为训。要之麻黄发汗，杏仁定喘，无汗而喘，是伤寒之的证，麻黄汤是伤寒之的方，用者审之。

麻黄杏仁甘草石膏汤

麻黄四两，去节　杏仁五十个　甘草二两，炙　石膏半斤，碎，绵裹

上四味，以水七升，先煮麻黄，减二升，去上沫，内诸药，煮取二升，去滓，温服一升。

此即麻黄汤去桂枝而加石膏也，即用以治发汗及下后，汗出而喘之证，然必审无大热，方可用之。有大热者，恐兼里证，无大热者，明是表邪未彻，留恋在肺，肺主卫，故仍宜麻杏直泄肺邪。去桂枝者，辛热之性，不宜再扰动营血也；加石膏者，降肺金清肃之气，用以生津而保液也。

中风之误下而喘者，用厚朴杏仁加入桂枝汤中，伤寒汗及下后而喘者，用石膏加入麻黄汤中。喻嘉言曰：仲景正恐人以伤寒已得汗之证，认为伤风有汗，而误用桂枝，故特出汗后下后两条，示以同归麻黄一治之要，益见营卫攸分，而成法不容混施矣。

程郊倩曰：喘而汗出，脉必浮数，可去桂枝之热，而加石膏之凉，亦脉浮数者可发汗之一征也。

大青龙汤

麻黄六两，去节　桂枝二两，去皮　甘草二两，炙　杏仁五十粒，去皮尖　生姜三两，切　大枣十二枚，擘　石膏如鸡子大，碎

上七味，以水九升，先煮麻黄，减二升，去上沫，内诸药，煮取三升，去滓，温服一升，取微似汗，汗出多者，温粉扑之。一服汗者，停后服，汗多亡阳，遂虚，恶风，烦躁不得眠也。

此即合麻桂二方，去芍药而加石膏也。按：桂枝主风伤卫，麻黄主寒伤营，此则伤风见寒，伤寒见风，主大青龙，方中行、喻嘉言皆以此分为三大纲，疏太阳上中下三篇。程郊倩谓本论太阳烦躁一条，系寒温杂邪，温得风而阳热化气，阴寒在表，郁住阳热之气在经而生烦热，热则并扰其阴而作躁，故加石膏于麻黄汤中，使辛热之气变为辛凉，则寒得麻黄汤之辛热而外解，热得石膏之辛凉而内解。又以伤寒脉浮缓一条，属小青龙汤，大字系坊本之讹。而柯韵伯又谓此属麻黄证之剧者，由风热相搏，故倍麻黄以发汗，加石膏以除烦，不宜以风寒两伤立说。愚按：经文中风脉浮紧，伤寒脉浮缓，本自回环互说，若拦入温热一路，则温热未有内郁而不口渴者，何以本文并不言渴，而发热恶寒身疼痛，皆中风伤寒互见之证，虽烦躁似属热象，亦因不汗出，则风寒之邪无从解，邪无从解则

郁而成热，因致烦躁，故方中麻桂生姜辛热之药，用至十两有奇，而石膏仅如鸡子大一块，又得甘草大枣相辅，借其生津之妙用，以作汗而除烦止躁。谨将经文两条阐发于后。

经云：太阳中风，脉浮紧，发热恶寒，身疼痛，不汗出而烦躁者，大青龙汤主之。按：太阳中风，脉当浮缓，是桂枝汤证，今浮紧是见寒伤营脉，又发热恶寒，身疼痛而不汗出，又与中风之汗自出者不同。不汗出则风邪之伤卫者，得寒凝而外束，寒邪之伤营者，得风拒而内郁，内烦外躁，正阳气壅遏不宣，将致化热入里之候，治法虽仍不离乎麻黄桂枝，而证已见烦躁，辛热之性，虑劫伤津液，故加入石膏，且得枣甘相辅，用以生津而保液，此正立方入微入细处，不可概执石膏为凉解之品也。

又经云：伤寒脉浮缓，身不疼，但重，乍有轻时，无少阴证者，大青龙汤发之。按：伤寒二字，便已括无汗而喘之证在内，伤寒脉当浮紧，是麻黄汤证，今浮缓是见风伤卫脉，伤寒体重，身疼腰痛，骨节疼痛，今身不疼，但重，乍有轻时，则又非全属伤寒证，其为风寒错杂之邪显然。以无汗而喘之伤寒病，又得风之阳邪相合，非惟桂枝汤中之芍药，不宜用以敛阴，即麻黄汤之纯行辛热，亦恐有碍风邪，则宜理肺金清肃之气，佐麻桂以驱风散寒，故不得不借资于石膏矣。此条徐灵胎疑有错简，程郊倩谓小青龙之误，总由忘却伤寒自有无汗而喘之本证在，至张令韶①又谓此证太阳兼太阴，此方即越脾之义尤凿。

按：大青龙原为阳气壅实，汗不出者立法，若汗出恶风，便是中风之本证，只取和营卫以解肌，误服此汤，即致厥逆筋惕肉瞤种种亡阳之变。然风寒两伤之证，又必辨无少阴证相杂，盖少阴之脉微细，正恐与太阳浮缓浮弱之脉相混，喻嘉言谓无少阴证，仲景原文，但重乍有轻时六字，早已挈明，言但身重而无少阴之欲寐，其为寒因可审，况乍有轻时，不似少阴之昼夜俱重，又兼风因可审。此解颇为入细，至成注谓不久厥吐利，则尤辨证之显者矣。

再按：青龙取义，诸家皆神其说，以形自己一篇绚烂文字，余则谓其理甚庸。试观夏日地中之阴气未升，而天上之阳威已极，人在气交之中皆苦炎热，霎时间龙升云兴，滂沱遍野，人皆精神爽慧也。天地郁蒸，得雨则和，人身烦闷，得汗则解，其理本庸，惟其庸也，正其所以神乎。

小青龙汤

麻黄三两，去节　芍药三两　五味子半升　干姜二两　甘草二两，炙　桂枝三两　半夏三两，洗　细辛三两

① 张令韶：张锡驹，清代医学家，字令韶，撰《伤寒论直解》《胃气论》。

上八味，以水一斗，先煮麻黄，减二升，去上沫，内诸药，煮取三升，去滓，温服一升。

此治太阳寒水之法也，虽同名青龙，却与大青龙主治迥别。太阳表邪不解，与阳热相搏，宜大青龙发之；太阳表邪不解，与寒饮相格，宜小青龙逐之。经云：伤寒表不解，心下有水气，干呕，发热而咳，此为小青龙的对之证。故方中用麻黄桂枝细辛之属，以散寒而解表，用半夏干姜五味之属，以蠲饮而降逆，复以芍药甘草，两和表里。但表里错杂之邪，病出恒不一致，若微利者，水已下趋，故去麻黄，加芫花，顺其势以导之也；若渴者，寒已化热，故去半夏，加蒌根，反其用以治之也；若噎者，寒格上焦也，故去麻黄，加附子以散寒；若小便不利，少腹满者，水蓄下焦也，故去麻黄，加茯苓以利水；若喘者，水邪射肺也，故去麻黄，加杏仁以下肺气。此方本不至发汗，故或用麻黄，或去麻黄，皆相表里证之轻重，而为加减之圆机活法也。

按：大青龙发汗以除阳热，犹龙之乘云上天布甘霖，小青龙逐水以散阴寒，犹龙之翻波逐浪而归江海，制方之妙，亦犹龙之变化而不可测乎。

真 武 汤

茯苓三两　芍药三两　生姜三两，切　白术二两　附子一枚，炮，去皮，破八片上五味，以水八升，煮取三升，去滓，温服七合，日三服。

真武为北方司水之神，方名真武，主镇北方寒水之炁[①]，寔与小青龙汤对峙。盖太阳膀胱，少阴肾，一脏一腑，同居北方寒水之位。伤寒表不解，心下有水气，干呕发热而咳，此水气属太阳腑邪，太阳主表，宜小青龙发之。少阴病，腹痛，小便不利，四肢沉重疼痛，自下利者，此水气属少阴脏邪，少阴主里，宜真武汤镇之。方中茯苓白术培土以制水也，生姜附子温中以散寒也，更加芍药敛少阴浮越之气，使水得坎止而归其故宅，此诚有合乎真武坐[②]镇北方，摄伏龙蛇之神力矣。但水邪汛溢，其病体恒变动不居。若咳者，加五味子半斤，细辛干姜各一两，以水邪射肺，法当兼散肺邪也；若小便利者，去茯苓，以水道已通，无取再泄肾气也；若下利，去芍药，加干姜二两，以脾气下泄，用以醒脾也；若呕者，去附子，加生姜足前成半斤，以胃气上逆，用以温胃也。随其逆而治之如法，其诸神之神者乎。

按：真武主治少阴水气，固与小青龙对峙，而太阳病误服大青龙，致成厥逆筋惕肉瞤之变者，亦用此以救逆。盖龙非得水不灵，当阳气郁蒸之时，但得龙升雨降，烦热顿除，若淫溢不止，则龙适滋害。摄伏龙蛇，舍真武更向

---

① 炁（qì气）：同“气”。《玉篇》：“炁，古气字。”

② 坐：原作“生”，据光绪本改。

何处乞灵哉？

再按：太阳病，发汗，汗出不解，其人仍发热，心下悸，头眩，身瞤动，振振欲擗地者，亦主此阳[1]救逆。按：汗多亡阳，何以不用四逆辈而用真武？盖四逆功在以热却寒，真武功在以土制水，水气奔越，不宜火温而宜土制，用真武者，不宜混作回阳一例看。

麻黄附子细辛汤

麻黄二两，去节　细辛二两　附子一枚，炮，去皮，破八片

上三味，以水一斗，先煮麻黄减二升，去上沫，内药，煮取三升，去滓，温服一升，日三服。

经云：少阴病，始得之，反发热脉沉者，麻黄附子细辛汤主之。按：少阴病不当发热，今始得之而反发热，则邪始入少阴，犹兼表邪矣。发热脉浮者，当从太阳解肌发汗之例，今脉沉，则谛实少阴病无疑。少阴本有发汗之禁，以其始得发热，故借细辛为向导，引麻黄入散少阴之邪，而亟亟加附子温经助阳，托住其里，俾肾中真阳，不致随汗飞越，此少阴温经散邪之大法也。

徐灵胎曰：此条必先从少阴诸现症细细详审，然后反发热，知为少阴之发热，否则何以知其非太阳阳明之发热耶？又必候其脉象之沉，然后益知其为少阴无疑也。凡审

① 阳：集成本作“汤”。义胜。

证皆当如此。

麻黄附子甘草汤

麻黄二两，去节　甘草二两，炙　附子一枚，炮，去皮

上三味，以水七升，先煮麻黄一二沸，去上沫，内诸药，煮取三升，去滓，温服一升，日三服。

经云：少阴病，得之二三日，麻黄附子甘草汤微发汗。而即自注云：以二三日无里证，故微发汗也。按：少阴与太阳为表里，三阴经中，惟少阴尚有汗解之理，以二三日之少阴病，而无吐利烦躁呕渴之里证，则邪未深入，微发汗者，即和解之义，故可撤细辛之向导，而但以甘草稍杀麻黄之力，更得熟附固阳，自无强责汗之弊，此又少阴温经散邪之缓法也。

葛根汤

葛根四两　麻黄二两，去节　桂枝二两，去皮　芍药二两，酒洗　甘草二两，炙　生姜三两，切　大枣十二枚，擘

上七味，㕮咀，以水一斗，先煮麻黄葛根，减二升，去沫，内诸药，煮取三升，去滓，温服一升，覆取微似汗，不须啜粥，余如桂枝法将息及禁忌。

此治太阳伤寒，传入阳明，未离太阳，故以葛根为君，并加麻黄于桂枝汤中，仍属太阳与阳明同治，并非阳明经之主方也。故经云：太阳病，项背强几几，反汗出恶

风者，桂枝加葛根汤主之。太阳病，项背强几几，无汗恶风者，葛根汤主之。此明以有汗无汗，辨邪之或自中风而来，或自伤寒而来，但见阳明一证，即用葛根一味，亟伐阳明之邪，而太阳未尽之邪，仍不离桂枝麻黄，分别风寒主治。其有太阳阳明同时病发，不分先后者，则太阳之邪合阳明胃中之水谷而下奔，必自下利，仍以葛根汤主治，以葛根汤中自有麻桂，并伐太阳之邪也。今人误以葛根汤为阳明经药，大谬。

葛根加半夏汤

葛根汤原方，加半夏半升（洗），煎服法同。

太阳与阳明合病者，必自下利，葛根汤主之。不下利，但呕者，葛根加半夏汤主之。此合病中亦有主风主寒之不同。喻嘉言曰：风者阳也，阳性上行，故合阳明胃中之水饮而上逆；寒者阴也，阴性下行，故合阳明胃中之水谷而下奔。下奔则利，但用葛根，已足解邪而止利；上逆则呕，必加半夏，方能涤饮而止呕。此以见先圣制方，一药不苟处。

白虎汤

石膏一斤，碎　知母六两　甘草二两　粳米六合

上四味，以水一斗，煮米熟汤成，去滓，温服一升，日三服。

经云：三阳合病，腹满身重，难以转侧，口不仁[1]而面垢，谵语遗尿。发汗则谵语，下之则额上生汗，手足逆冷，若自汗者，白虎汤主之。按：三阳合病，其脉浮大，其证欲眠，而目合则汗，谛实此三阳合病之证。而见腹满身重者，阳盛于经，里气莫支也，口不仁而谵语者，热淫于内，神识为蒙也，因而浊气上蒸则面垢，阴津下泄则遗尿。若汗若下，皆足以夺津液而召变，计惟白虎肃肺金而清胃热，则表里之邪自解耳。

诸书皆谓白虎主治阳明经热，此三阳合病，而何以独责阳明？因谓阳明居中土，万物所归，三阳合邪，故统于阳明主治。愚按：方中之用石膏知母，取降肺金清肃之气，而滋肾水生化之源，水出高源，胃土藉资灌溉，兼以甘草粳米，载之逗遛上焦，以生津而化燥，则烦热自蠲，所谓治病必求其本也。

又经云：伤寒脉滑而厥者，里有热也，白虎汤主之。按：厥之一证，总为入里之候，但有寒热之不同，脉微而厥为寒厥，脉滑而厥为热厥。前因失治而致厥，若既见厥而复失治，则热邪愈转愈深，阴津之亡，可立而待，故急用白虎保阴津而驱阳热，以预饵热深厥深之变也。

再按：大青龙之与白虎，同用石膏，而主治各别。青龙主雨，譬如甘霖遍野，而蒸郁自消也；白虎主风，譬如

① 口不仁：症状名。指口舌麻木，感觉减退。

凉飙荐爽①，而炎熇若失也。故用青龙以无汗为辨，用白虎以自汗为辨。

白虎加人参汤

白虎汤原方，加人参三两，煮服同前法。

白虎，西方金神也。主治在肺，并非专属阳明，兹之加人参者，则治在阳明胃矣。按：经文于白虎汤证，并无一言及渴，而加人参方中，或曰口燥渴，或曰大烦渴，或曰渴欲饮水数升，此多得之汗吐下后，内热未除，胃液垂涸。故加入人参于白虎汤中，是移清金涤热之功转而为益胃滋干之用，庶几泻子实而补母虚，两收其利。

再按：白虎汤证主散邪涤热，故不宜加入人参留恋邪气。此加人参，用以救垂尽之胃气，故宜人参益胃，而白虎乃得协成其清热止渴之用。古圣立方，一药岂轻加哉？

小柴胡汤

柴胡半斤　黄芩三两　人参三两　甘草三两　半夏半斤，洗　生姜三两，切　大枣十三枚，擘

上七味，以水一斗二升，煮取六升，去滓，再煎，取三升，温服一升，日三服。

① 凉飙（biāo 标）荐爽：意谓凉风之势甚急，为人送爽。飙，疾风也。

此少阳之主方也。按：仲景以口苦咽干目眩，责少阳之为病，而少阳之邪，大都从太阳传入，此当半里半表之界，邪正分争，因而往来寒热，胸胁苦满，默默不欲饮食，心烦喜呕，此皆少阳必有之证。邪不在表，不宜汗吐，又不在里，不宜妄下，独主小柴胡为和解之剂。但转入之邪，恒难捉摸，其或胸中烦而不呕，或渴，或腹中痛，或胁下痞硬，或心下悸，小便不利，或不渴，身有微热，或咳，皆非少阳必有之证，而少阳病见此，另有加减之法，而规矩总不离乎小柴胡汤也。

按：柴胡感一阳之气而生，少阳之邪，非此不解，合之甘草以两和表里，此为小柴胡汤中不可移掇之药。生姜兼散太阳之寒，使半表之邪得从外宣，黄芩兼清阳明之热，使半里之邪得从内彻，半夏有逐饮之能，取以降逆而止呕，大枣擅和中之用，取以安土而戢木，用人参者，非取其补正，以邪在半表半里之界，预行托住里气，使邪不内入也。以此为往来寒热，胸胁苦满，默默不欲饮食，心烦喜呕诸证的对之主方，其加减诸法，并按本方逐条互参于后。

本方之用人参，以邪正相争，故宜辅正，用半夏，以证见呕满，故宜止呕。若但烦而不呕，不呕则并无饮邪，何须半夏逐饮？不呕而但烦，则烦非本证心烦喜呕之烦，而正为热邪搏结，将欲入里之烦，若用人参，不能辅正，反能实邪，祸不小矣，故并去之而加栝蒌实，以栝蒌实能降热痰而开胸痹也。

半夏辛温而性燥，寒湿之痰宜之，热痰则不宜也。若渴则津液已竭，并无痰之可伐矣。本方虽有黄芩甘草大枣，能养正而祛热，但胃中津液，非人参不能鼓舞，故加人参以唤胃气，而得栝蒌根以生津润燥，人参仍无实邪之患也。

黄芩苦寒，本方用此以清半里之热。若腹中痛，则阳邪转陷太阴，岂能复任黄芩之苦寒乎？不宜黄芩，何以反宜芍药？以证虽属太阴，而病因却是从阳邪陷入，故用此以约脾阴也。太阳病转属太阴，但于桂枝汤中加芍药，若桂枝加芍药汤是也。少阳病兼见太阴，即于柴胡汤中加芍药，即本方之加芍药是也。后人执药治病，遂谓芍药能止腹痛。试思太阴寒湿之证，芍药宜之乎？热发大实痛之证，芍药宜之乎？殊不知阳邪陷里，本方中自有柴胡人参生姜半夏，已足以升举阳气，而理脾胃之困，但加芍药以约阴，则邪返于阳而阴亦安，不除痛而痛自止，仍不离和解之法也。

本方之用大枣，虑木邪贼土，用以安中也，若胁下痞硬，则邪滞中焦，便不宜大枣之守中矣。胁下属少阳部位，痞硬则气血交结，故以牡蛎[1]佐柴胡，一以散气分之结，一以软血分之坚也。

① 蛎：原作“砺”，据集成本改。

少阳属木，木乘土位，则土不能制水，故有心下悸、小便不利之证，若用黄芩，是助水邪为虐矣。小便不利，但当利其小便，本方中已有参甘姜枣之植土，而但当加茯苓之淡渗，以兼导其水也。

渴为邪欲入里之兆，若不渴，则无里证可知。外有微热，则太阳之表证未罢，又可知矣。表邪未解，人参实邪，究宜去之，本方加桂枝，则又易表里和解之制，而偏乎表以为治也。

咳属水邪射肺，人参大枣究非咳证所宜。生姜散表有余，温里不足，故以干姜易生姜，以散寒而逐水。用五味者，以肺非自病，乃水邪从下而上，因之致咳，故以五味与干姜同用，一以散水邪，一以收肺逆，与风火淫肺之忌五味不同也。不去黄芩者，留以制相火而存肺阴也。

按：小柴胡汤之主少阳，乃伤寒一大关键，此际出则阳，入则阴，凡阳邪之入阴者，全赖少阳把关守隘，使不得遽入于阴，治之可不慎欤？凡他经所有之证，少阳病皆得兼见，其随证加减之法，丝丝入扣，头头是道。读仲景书者，当于此处猛下一参。

伤寒中风，有柴胡证，但见一证即是，不必悉具，此非教人以辨证之可从略也。盖病入少阳，正当阴阳相持之会，此际不出于阳，即入于阴，故一见少阳证，即当用柴胡从少阳领出其邪，使不内入。须知其辨证从宽处，正是其治病吃紧处，且少阳本传入之邪，多有或然或不然之证，又安能逐证一一见到也。

再按：渴之一证，有出入之不同。伤寒四五日，身热恶风，颈项强，胁下满，手足温而渴者，此少阳而兼太阳也，治可从少阳而不从太阳。服柴胡汤已渴者，属阳明也，治又当从阳明而不从少阳。凡[①]见渴证者宜审。

少阳之脉责弦，其有太阳病不解，转入少阳，未经吐下而脉沉紧者，但见胁下硬满，干呕不能食，往来寒热诸证。则脉沉紧，正是邪从少阳将欲入里之候，急当用小柴胡从少阳领出其邪，则太阳之邪自解。

阳明病，胁下硬满，不大便而呕，舌上白胎者，此邪未结于阳明，但当用小柴胡汤，使上焦得通，津液自下，则胃和而阳明之邪自解。

妇人热入血室，是热邪已乘虚陷入阴分，何以主小柴胡汤少阳之药？按：三阴三阳，少阳为从阳入阴之枢纽，阳经热邪，已越少阳而陷入阴分，亟当从阴分领出其邪，使还从少阳而出也。

大柴胡汤

柴胡半斤　黄芩三两　半夏半斤，洗　芍药三两　枳实四枚，炙　大黄二两　生姜五两，切　大枣十二枚，擘

上七味，以水一斗二升，煮取六升，去滓，再煎，温

① 凡：原作“几”，据光绪本改。

服一升，日三服。

此小柴胡去人参甘草，加枳实芍药大黄，乃少阳阳明合治之方也。往来寒热，热结在里，是邪已内实，因其内实而解之，乃通以去塞之法也。心中痞硬，呕吐下利，是邪已内陷，因其内陷而下夺之，此通因通用之法也。表未罢仍主柴胡，里已实宜加枳实大黄，不用人参甘草者，惧其缓中而恋邪也，加芍药者，取其约营而存液也。按：少阳病本不可下，此则热邪结于阳明，而少阳证仍在，故主此为表里两解之法。

柴胡加芒硝汤

柴胡二两十六铢　黄芩　甘草炙　人参　生姜各一两，切　半夏二十铢，洗　大枣四枚　芒硝二两

上八味，以水四升，煮取二升，去渣，内芒硝，更煮微沸，分温再服，不解，更作服。

小柴胡汤原方加芒硝，而分两较轻，盖潮热固为内热之候，但其人业已微利，是里气已通，特因下不如法，故腑邪未解，则无取大柴胡之峻攻，其柴胡证之未罢者，亦已先用小柴胡汤以解外，此更无须柴胡之全剂，故复减约其分两，而但加芒硝以微通其滞。此剂之最轻者，张令韶谓当用大柴胡汤加芒硝，与经旨大悖矣。

徐灵胎曰：大柴胡汤加大黄枳实，乃合用小承气也，此加芒硝，乃合用调胃承气也，皆少阳阳明同治之方。

柴胡桂枝汤

柴胡四两　黄芩　人参　桂枝　芍药　生姜各一两半　甘草一两　半夏二合半　大枣六枚，擘

上九味，以水七升，煮取三升，去滓，分温服。

此合桂枝小柴胡二方，而各取其半，用以和解太阳少阳各半之邪。经云：伤寒六七日，发热微恶寒，支节烦疼，此太阳之表邪未解也。微呕，心下支①结，则证兼少阳矣。按：支结者，结而不痛，与结胸殊，不可攻下，只宜和解。此方之义，和营以通津液，仲景已自注明白。故发汗多，亡阳谵语者，亦用此方，以复阳和阴。今人误用此汤以发汗，岂非大谬？

柴胡桂枝干姜汤

柴胡半斤　桂枝去皮　黄芩各三两　栝蒌根四两　干姜三两　牡蛎三两，熬　甘草二两，炙

上七味，以水一斗二升，煮服六升，去滓，再煎，取三升，温服一升，日三服，初服微烦，复服汗出便愈。

此方全是小柴胡加减法。柯韵伯曰：心烦不呕而渴，故去参夏加栝蒌根；胸胁满而微结，故去枣加牡蛎；小便虽不利，而心下不悸，故不去黄芩，不加茯苓；虽渴而表

① 支：原作“交”，据光绪本改。

未解，故不用参而加桂枝，并以干姜易生姜，散胸胁之满结也。可见小柴胡加减之法，出入变化，妙用无穷，真神于法者矣。

柴胡加龙骨牡蛎汤

柴胡四两　半夏二合，洗　龙骨　人参　茯苓　铅丹　生姜切　桂枝去皮　牡蛎各一两半，煅　大黄二两　大枣六枚，擘

上十一味，以水八升，煮取四升，内大黄，切如棋子，更煮一二沸，去滓，温服一升。

伤寒八九日，下之，胸满烦惊，小便不利，谵语，一身尽重，不可转侧者，柴胡加龙骨牡蛎汤主之。按：此证全属表邪误下，阴阳扰乱，浊邪填膈，膻中之气不能四布，而使道绝，使道绝，则君主孤危，因而神明内乱，治节不行，百骸无主，以致胸满烦惊，小便不利，谵语，一身尽重，不可转侧，种种皆表里虚实，正邪错杂之证。但病属表邪陷入，则阴阳出入之界，全藉少阳为枢纽，故以柴胡名汤。而阴邪之上僭者，复桂枝生姜半夏以开之，阳邪之下陷者，用黄芩大黄以降之，使上下分解其邪，邪不内扰。而兼以人参大枣扶中气之虚，龙骨牡蛎铅丹镇心气之逆。且柴胡大黄之攻伐，得人参扶正以逐邪而邪自解；龙骨牡蛎之顽钝，得桂枝助阳以载神而神自返。其处方之极错杂处，正其处方之极周到处，不如此，其何能施补天

浴日之手，而建扶危定倾之业耶？神哉！弗可及已。

小建中汤

桂枝三两，去皮　芍药六两　甘草二两，炙　生姜三两，切　胶饴一升　大枣十二枚，擘

上六味，以水七升，煮取三升，去滓，内胶饴，更上微火消解，温服一升，日三服。

此桂枝汤倍芍药而加胶饴也，本太阳表药，一转移而即变为安太阴之制，神化极矣。伤寒二三日，心中悸而烦者，中土虚馁，都城震恐，桂枝汤本主和营复阳，而但倍芍药加胶饴，奠安中土，故曰建中。甘能满中，仍与桂枝汤同，故重申其禁曰：呕家不可用建中汤，以甜故也。

伤寒阳脉涩，阴脉弦，腹中急痛者，先与小建中汤。盖阳脉涩，则中土已虚，阴脉弦，则木来贼土之象，腹中急痛，是脾阳下陷，此时若用小柴胡制木，其如中土先已虚馁何？夫中土虚馁，非甘不补，土受木克，非酸不安，必先以小建中汤扶植中土，土气即实，若不差，再以小柴胡疏土中之木。用药自有先后，非先以小建中姑为尝试也。

栀子豉汤

栀子十二枚，擘　香豉四两，绵裹

上二味，以水四升，先煮栀子得二升半，内豉煮取一

升半，去滓，分为二服，温进一服，得吐者止后服。

此非吐法之主方也，因误汗吐下后，正气已伤，邪留上焦，扰动阳气，因生烦热，无论虚烦实烦，皆宜此方取吐。虚烦者，若经中所指虚烦不得眠，反复颠倒，心中懊憹，胃中空虚，客气动膈，按之心下濡，舌上胎，饥不能食，不结胸，但头汗出，皆虚烦之候也。实烦者，若经中所指胸中窒，心中结痛，皆实烦之候也。此方主宜膈上之热，使得涌吐而解，若本有寒分者不宜，故经有病人旧微溏不可与之戒。

今人用栀子俱炒黑，不能作吐，本方生用，故入口即吐也。香豉蒸窨[1]而成，性主上升，故能载之以作吐，乃吐法中之轻剂也。

凡用吐法，当先审邪之高下。心下满而硬痛者，结胸证也，宜陷胸法。心下痞硬者，虚痞也，宜泻心法。此则心中懊憹，心中结痛，心下濡，故宜涌吐。毫厘千里，须当辨之。

栀子甘草豉汤

于栀子豉汤方内，加入甘草二两，余依前法，得吐，止后服。

栀豉汤证具，若少气者，本方加甘草。按：少气乃津

① 窨（yìn 印）：窨藏，封闭。此处作“发酵”解。

液被夺，加甘草者，取其能益中而存液，并取其能载药而速吐也。

栀子生姜豉汤

于栀子豉汤方内，加入生姜五两，余依前法，得吐，止后服。

栀豉汤证具，若呕者，本方加生姜。盖呕则膈上之热，已犯及胃，生姜升散，领引胃中之热，一概涌之上出，此导引之药也。

栀子干姜豉汤

栀子十四枚，擘　干姜二两

上二味，以水三升半，煮取一升半，去滓，分三服，温进一服，得吐者，止后服。

伤寒，医以丸药大下之，身热不去，微烦者，栀子干姜汤主之。喻嘉言谓此乃温中散邪之法，余谓不然，温中不宜用栀子，且中已宜温，何堪再吐。按：误下多阳邪内陷，此则虽经误下，而身热不去，微烦，则阳邪犹未入里，故可引之上越，必以干姜断阳邪入里之路，而栀子乃得载邪上出，一寒一温，相反而实以相成，此之谓圣。

栀子厚朴汤

栀子十四枚，擘　厚朴四两，姜炙　枳实四两，水浸去穰炒已上三味，以水三升半，煮取一升半，去滓，分三服，温进一服，得吐，止后服。

此虽取吐而不专恃乎吐法也。伤寒下后，心烦腹满，卧起不安者，栀子厚朴汤主之。盖表邪虽经误下，心烦则邪半踞于上，腹满则邪半陷于下，故以栀子涌上邪，而以枳朴通下气，亦两解之法也。

枳实栀子豉汤

枳实二枚　栀子十四枚　豉一升

上三味，以清浆水七升，空煮取四升，内枳实栀子，煮取二升，下豉，更煮五六沸，去滓，温分再服，覆令微似汗。

栀豉汤散上焦之结热，为取吐之轻剂，此则先用清浆水空煮减三升，则水性熟而沉，使栀豉从枳实下行之力，清上泄下，以此通利三焦，营卫得和而病自愈。若有宿食者，加大黄如博棋子大五六枚，则食复之治法，亦不外是矣。因食而复，去其食，而邪自化，从此可悟治病总当责邪也。

栀子柏皮汤

栀子十五枚　甘草一两，炙　黄柏一两

上三味，以水四升，煮取一升半，去滓，分温再服。

伤寒身黄发热者，栀子柏皮汤主之。按：身黄发热，热已有外泄之机，从内之外者治其内，故用栀子柏皮，直清其热，则热清而黄自除。用甘草者，正引药逗留中焦，以清热而导湿也。

按：栀豉汤乃取吐之轻剂，此方之用栀子，得炙草之甘缓，黄柏之苦降，而栀子又能从中焦分解湿热，洵[①]乎处方之妙，乃用药而不为药用者也。

瓜蒂散

瓜蒂熬黄　赤小豆各一分

上二味，各别捣筛为散，已合治之，取一钱匕，以香豉一合，用热汤七合，煮作稀糜，去滓，和散，顿服之，不吐者少少加，得快吐乃止。诸亡血虚家，不可与之。

凡邪在胸中者宜吐，所谓在上者因而越之是也。三味皆探吐之品，必煮作稀糜，留恋中焦，方得引邪上涌而出。栀豉汤吐虚邪，此方以吐实邪，同一吐法，而所主不同。

五苓散

茯苓　猪苓去皮　白术各十八铢　泽泻一两六铢半　桂枝半两，去皮

上五味为末，以白饮和服方寸匕，多饮暖水，汗出愈。

---

① 洵：通“恂”，确实。《诗经·静女》：“自牧归荑，洵美且异。”

此治太阳表病不解，邪陷入腑，凡渴而小便不利者宜之，亦两解表里之法也。以其有表证，故用桂枝主表而化气，以其有里证，故用苓泽主里而利水，水不下趋，势必上泛，故用白术奠安太阴，以土制水。此方不宜汤而宜散，以散能逗留中焦，通调水道，更借多服暖水之力，使水精四布，上输下注，热解津回，则小便利而渴自止矣。

按：渴欲饮水，有类白虎加人参证，何以彼宜白虎，此宜五苓？盖白虎主治阳明经热，五苓主清太阳腑热，白虎证脉洪大，是表证已解，五苓证脉浮数，表证未解，以此为辨。

诸家皆以导湿滋干，释五苓之取义，但以桂枝之辛温，苓泽之渗泄，即白术亦主燥脾，与生津润燥之义全不相涉，而渴证宜之，何也？盖此证由经入腑，水蓄于下，不能输津于上，故治渴必先治水，且散服而多饮暖水，自有输精散布之功。

猪苓汤

猪苓去皮　茯苓　泽泻　滑石碎　阿胶各一两

上五味，以水四升，先煮四味，取二升，去滓，内阿胶烊消，温服七合，日三服。

同属渴欲饮水，小便不利之证，太阳从寒水化气，故宜五苓散，主桂枝白术之甘温，以宣阳而输精。阳明从燥土化气，故宜猪苓汤，主滑石阿胶之凉降，以育阴而利水。但利小便，还宜相人之津液，若阳明汗出多而渴者，是津液已虚，便不宜重虚其津液也。

少阴病，下利六七日，咳而呕渴，心烦不得眠者，何以亦主猪苓汤？盖咳、渴、呕烦、不得眠，得之下利之后，是阴津下迫，阳邪上逆，主猪苓汤育阴利水，正以少阴肾与太阳膀胱，一脏一腑，相为表里，急引少阴之邪，从腑而解，则下利得止，而热去津回矣。

文　蛤　散

文蛤五两

上一味为散，以沸汤，和一方寸匕服，汤用五合。

病在阳，不从汗解，反以冷水噀之灌之，寒束其外，热被却而不得去，阳无出路，弥更益烦，水客皮肤，肉上粟起，阳气为水邪所格，故欲饮水，反不得饮，五苓散宣阳逐水则有余，育阴散热则不足，独任文蛤一味，可以两收散热导湿之功。

服文蛤散不差，复用五苓散者，以既得文蛤咸寒之性，清热导湿，免致增逆矣。而表阳不宣，水无出路，文蛤不堪再任，则仍取五苓宣阳逐水。此救逆之次第也。

茯苓桂枝白术甘草汤

茯苓四两　桂枝三两，去皮　白术二两　甘草二两，炙

上四味，以水六升，煮取三升，去滓，分温三服。

此方主治太阴湿困，而膀胱之气不行。经云：心下逆满，气上冲胸，起则头眩，脉沉紧，发汗则动经，身为振振摇者，此汤主之。按：心下逆满，乃伏饮搏膈，至于气冲头眩，则寒邪上涌，助饮为逆，饮本阴邪，故脉见沉紧，脉沉不宜发汗，误汗则阳益不支，而身为振摇。故以桂枝茯苓扶阳化饮，而加白术甘草伸太阴之权，以理脾而胜湿，脾乃能为胃行其津液，而膀胱之气始化也。

再按：《金匮》用此方以治痰饮。其一曰：心下有痰饮，胸胁支满，目眩，苓桂术甘汤主之。又曰：短气有微饮，当从小便去之，苓桂术甘汤主之。盖治痰饮大法，当以温药和之，温则脾阳易于健运，而阴寒自化，白术茯苓虽能理脾而胜湿，必合桂枝化太阳之气以伐肾邪，而通水道，方能取效。

茯苓甘草汤

茯苓　桂枝各二两，去皮　生姜三两，切　甘草一两

上四味，以水四升，煮取二升，分温三服。

此即桂枝汤去芍药大枣而加茯苓，防水渍入胃而预杜其变也。水停心下因致悸，故主茯苓为治水之主药，甘草载桂枝入心以固阳，生姜佐茯苓温中以散寒，俾水之停于心下者，得桂姜之辛温而解，而茯苓乃得建利水之功。

五苓散用白术，理脾气以输精，故渴者宜之，此方用桂姜，散水寒而逐饮，故不渴者宜之。

再按：此方及五苓散，并茯苓桂枝甘草大枣汤、茯苓桂枝白术甘草汤俱相类。五苓散散太阳之水停，苓桂术甘汤泄太阴之水蓄，茯苓桂枝甘草大枣汤防少阴之水逆，此方堵阳明之水渍，数方增减，不过一二味，而主治各别，能解此，自不敢孟浪处方矣。

小承气汤

大黄四两　厚朴二两，炙，去皮　枳实三枚，熬

上三味，以水四升，煮取一升二合，去滓，分温三服。初服汤，当更衣，不尔者尽饮之，若更衣者，勿服之。

小承气以大黄为君，微加枳朴以开气结，不用芒硝迅走下焦，经所谓微和胃气，勿令大泄下也，故曰小。凡矢未定成硬，未可与大承气者，可先以小承气试之，腹中转矢气者，大便已硬，乃可攻也，不转矢气者，但初头硬，后必溏也。同一承气而有大小之分者，大承气枳朴重而益用芒硝以峻攻，小承气枳朴轻而不用芒硝以亟下，故里证急者宜大承气，里证不甚急者宜小承气，是当细辨。

大承气汤

大黄四两，酒洗　厚朴半斤，炙，去皮　枳实五枚，炙　芒硝三两

上四味，以水一斗，先煮二物取五升，去滓，内大黄，煮取二升，去滓，内芒硝，更上微火一二沸，分温再

服，得下，余勿服。

大承气开阳明之结，直达下焦，其力猛而效速，故曰大。盖胃大实，故重任厚朴以破结，而数独倍于大黄，矢已硬，故虽有枳实以导下，而功必资于芒硝。至其煎法，尤有深义，厚朴枳实之汁，以浓而力锐，大黄芒硝之性，以生而力锐，故分作三次煎，此斩关夺门之将，用此以急下存阴也。

大承气，治阳明胃实之主药，必审明表证尽罢，不恶寒，但恶热，或潮热汗出谵语，腹满痛，或喘冒不能卧，口干燥，脉滑而实或涩者，方可用之。下不宜早，早则阳陷，并不宜迟，迟则阴亡，恰好在阳明胃实之界，一下夺而诸病尽解，临证时不可错过。

阳明居中土，万物所归，无所复传，大热入胃，惟有下夺一法。盖阳明胃实之证，有从太阳传入者，有从少阳转属者，并有从三阴转属者，三阴经中，少阴更有急下之证，此乃伤寒一大归宿，若应下失下，变证蜂起，津液之亡，可立而待，孟浪不可，因循亦不可。

大承气证，非惟不大便、腹满痛者宜之，即下利之证，亦有宜从下夺者，如经文所指下利不欲食，下利心下硬，下利脉反滑，下利脉迟而滑，少阴病自利清水，色纯青，心下痛，口干燥者，皆宜大承气，此通因通用之法，不可不知。

调胃承气汤

大黄三两，清酒浸，去皮　甘草二两，炙　芒硝半斤

上三味，㕮咀，以水三升，煮取一升，去滓，内芒硝，更上火微煮令沸，少少温服。

调胃承气汤，以甘草缓硝黄下行之性，使留恋中焦胃分，以清热而导滞。不用枳朴以伤上焦之气，盖热邪聚胃，宜分有形无形。有形者，当破其结而秽方解，无形者，但涤其热而气自和。胃宜降则和，故曰调胃。

桃核承气汤

桃仁五十个，去皮尖　桂枝二两，去皮　大黄四两　芒硝二两　甘草二两，炙

上五味，以水七升，煮取二升半，去滓，内芒硝，更上火微沸，下火，先食温服五合，日三服，当微利。

此治太阳瘀热入腑，膀胱畜血，其人如狂，表已解而但少腹急结，血自下者。主用桃仁以利瘀，承气以逐实，使血分之结热亟从下夺，与三承气之攻阳明胃实者不同。

方主攻里，而仍用桂枝者，用以分解太阳随经之热。喻嘉言曰正恐余邪稍有未尽，其血得以留恋不下，析义最精，此先圣处方丝丝入扣处。

此与五苓散同为太阳腑病立治法。膀胱为太阳之腑，热伤膀胱气分则畜溺，当导其热从小便而解，热伤膀胱血

分则畜血，当导其热从大便而解。

抵 当 汤

水蛭三十个，熬　虻虫三十个，去翅足，熬　大黄三两，酒浸　桃仁三十个，去皮尖

上四味，为末，以水五升，煮取三升，去滓，温服一升，不下，再服。

抵当，攻血之峻剂也，视桃仁承气则加猛矣。盖病不止如狂而至于发狂，则逆血攻心，瞬将危殆。虽表证仍在，难任桂枝攻表，虽少腹硬满，不事芒硝软坚，非迅走血分之品，不能斩关取胜，而桃仁大黄犹以力缓而难膺重寄，故必资水蛭虻虫，方能直入血道，峻夺其邪，转逆为顺。然抵当峻剂，从何谛实血证可以用之无误，而仲景教人辨证之法，全以小便之利与不利为断。小便不利，非畜血证，小便自利，非畜水证，故经特申言之曰：小便不利者，为无血也。小便自利，其人如狂者，血证谛也。谛者审也，又当也，言当审之至当也。

抵 当 丸

水蛭二十个，熬　虻虫二十五个，去翅足，熬　桃仁二十个，去皮尖　大黄三两

上四味，杵分为四丸，以水一升，煮一丸，取七合，

服晬时①，当自下血，若不下，更服。

同一抵当而变汤为丸，另有精义。经云：伤寒有热，少腹满，应小便不利，今反利者，为有血也，当下之，宜抵当丸。盖病从伤寒而得，寒主凝泣，血结必不易散，故煮而连滓服之，俾有形质相著，得以逗留血所，并而逐之，以视汤之专取荡涤者，不同也。

十 枣 汤

芫花熬　甘遂　大戟　大枣十枚，擘

上三味等分，各别捣为散，以水一升半，先煮大枣肥者十枚，取八合，去滓，内药末，强人服一钱匕，羸人服半钱，温服之，平旦服。若下少，病不除者，明日更服加半钱，得快下利后，糜粥自养。

太阳中风，下利呕逆，表解者乃可攻之，其人漐漐汗出，发作有时，头痛，心下痞，硬满引胁下痛，干呕短气，汗出不恶寒者，此表解里未和也，十枣汤主之。按：下利呕逆，明是水邪为患，但病属太阳中风而来，必须表罢可攻。漐漐汗出，有似表证，但发作有时，则非表矣，头痛有似表证，但汗出不恶寒，则非表矣，而心下痞，硬满引胁下痛，干呕短气诸证，全是水邪内壅之状，乃知汗出亦属水气外蒸，头痛亦属水邪上逆，主里而不主表。里

① 晬时：一周时。指一天的某一时辰至次日的同一时辰。

未和则宜攻下，但邪在胸胁，与攻胃实不同法。胃实者邪劫津液，责其无水，此则邪搏胸胁，责其多水，若施荡涤肠胃之药，诛伐无过，反滋变逆。故用芫花甘遂大戟三味，皆逐水之峻药，别捣为散，而以大枣作汤，取其甘味载药入至高之分，分逐水邪，从上而下。此法，今人多畏而不敢用，岂知不如此，水邪何由攻下耶。

大陷胸汤

大黄六两，去皮　芒硝一升　甘遂一钱匕

上三味，以水六升，先煎大黄，取二升，去滓，内芒硝，一两沸，内甘遂末，温服一升，得快利，止后服。结胸兼涉阳明，仍用本汤。

大陷胸汤由胸膈直达肠胃，亟从下夺，不用一药监制，此最猛劣之剂，故曰大。经云：太阳病，脉浮而动数，浮则为风，数则为热，动则为痛，数则为虚，头痛发热，微盗汗出而反恶寒者，表未解也，医反下之，动数变迟，膈内拒痛，胃中空虚，客气动膈，短气躁烦，心中懊憹，阳气内陷，心下因硬，则为结胸，大陷胸汤主之。按：动数变迟三十六字，形容结胸之状如绘，盖动数为欲传之脉，迟则不能复传，阳邪因误下而内陷，而里饮复与之相格，心下因硬，膈间拒痛。本方虽用硝黄，而关键全在甘遂末一味，使下陷之阳邪，上格之水邪，俱从膈间分解，而硝黄始得成其下夺之功，若不用甘遂，便属承气法，不成陷胸汤矣。

又经云：伤寒十余日，热结在里，复往来寒热者，与大柴胡汤。若结胸无大热者，此为水结在胸膈也，但头微汗出者，大陷胸汤主之。观此条云水结胸胁，而仍主此者，则全资甘遂逐水之功也。

大陷胸丸

大黄半斤，去皮　葶苈半斤，熬　芒硝半升　杏仁半斤，去皮尖，熬黑

上四味，捣筛二味，内杏仁、芒硝，合研如脂，和散，取如弹丸一枚，别捣甘遂末一钱匕，白蜜二合，水二升，煮取一升，温顿服之，一宿乃下，如不下，更服取下为效，禁如药法。

结胸者项亦强，如柔痉状，下之则和，宜大陷胸丸。按：结胸而至于项强，则胸结十分紧迫，独邪布满胸中，升而上阻，津液不行，筋脉失养，故如柔痉状。邪踞于上，法当峻下，但汤剂直趋下焦，必变汤为丸，煮而连滓服之，使其逗留病所，自上而下，方能与邪相当，而结自解。

喻嘉言曰：方中用大黄甘遂芒硝，可谓峻矣，乃更加葶苈杏仁以射肺邪而上行其急，煮时又倍加白蜜以留恋而润导之，而下行其缓，必识此意，方知用法之妙。

小陷胸汤

黄连一两　半夏半升，洗　栝蒌实大者一枚

上三味，以水六升，先煮栝蒌取三升，去滓，内诸药，煮取二升，去滓，分温三服。

小结胸病，正在心下，按之则痛，脉又浮滑，视大结胸证从心上至少腹痛不可近者有间矣。邪入未深，故本方黄连清热，蒌半散结，但开中焦之热结，勿犯下焦，故曰小。

大陷胸证，痛不可近；小陷胸证，按之则痛；大陷胸证，痛连心上；小陷胸证，正在心下。同一陷胸，证隔天渊，不能通用。

白　散

桔梗　贝母各三分　巴豆一分，去皮心，熬黑，研如脂

上三味为末，内巴豆，更以臼中杵，以白饮和服，强人服半钱匕，羸者减之。病在膈上必吐，在膈下必利，不利进热粥一杯，利过不止，进冷粥一杯。身热皮粟不解，欲引衣自覆者，若以水潠之洗之，益令热却不得出。当汗而不汗，则烦，假令汗出已，腹中痛，与芍药三两，如上法。

此为寒实结胸立法，以其胸之结也，用桔梗贝母以开结，以其寒之实也，用巴豆以攻寒。与大小结胸不同法，

必审无大热者方可用。

寒实结胸，恰从何辨其为寒实，而可任此方之猛峻耶？盖本文明言病发于阳，以冷水灌之噀之，其热被却不得去，太阳寒水之气复与外寒相格，因成寒实之证，故可主以此汤无疑也。

经言：寒实结胸无大热者，与三物小陷胸汤，白散亦可服。夫小陷胸之黄连，与此方之巴豆，寒热天渊，何堪通用？想三物小陷胸汤，即属白散之药味，但有为汤为散之不同，此说亦是。

麻仁丸

麻子仁二升　芍药　枳实各半斤，擘　大黄去皮　厚朴去皮　杏仁各一斤，去皮尖，熬，别研作脂

上六味为末，炼蜜为丸，如桐子大，饮服十丸，日三服，渐加，以利为度。

趺阳脉浮而涩，浮则胃气强，涩则小便数，浮涩相搏，大便则难，其脾为约，麻仁丸主之。按：经言太阳阳明者，脾约是也。此与攻胃实不同，故用芍药以益阴，麻杏以润燥，而大黄厚朴分两皆从轻减，服止十丸，以次渐加，皆示不欲遽下之意。

蜜煎导法方

蜜七合，一味内铜器中，微火煎之，稍凝饴状，搅之

勿令焦著，欲可丸，并手捻作挺，令头锐，大如指，长二寸许，当热时急作，冷则硬，以内谷道中，以手急抱，欲大便时，乃去之。

按：汗出矢硬，何殊阳明内实之证，但小便自利，则津液内竭，慎不可攻矣，一切下剂，皆在禁例，误投之则重虚其津液，故宜蜜煎导而通之，不从内治而从外治，但使硬矢得下，仍无伤于胃气也。

猪胆导法

大猪胆一枚，泻汁，和醋少许，以灌谷道中，如一食顷，当大便出。

此与蜜煎导方同义，但蜜煎导借其热势以行津液，此则于导滞之中兼寓涤热之意，微细有别。土瓜导亦同此法。

生姜泻心汤

生姜四两，切　甘草三两，炙　人参三两　干姜一两　黄芩三两　黄连一两　半夏半升，洗　大枣十二枚，擘

上八味，以水一斗，煮取六升，去滓，再煎，取三升，温服一升，日三服。

伤寒汗出解之后，胃中不和，心下痞硬，干噫食臭，胁下有水气，腹中雷鸣下利者，生姜泻心汤主之。按：伤寒成痞，多因误下，此则不因误下而成痞，皆因胃中不

和，太阳未尽之余邪入而与内饮相搏结。阳邪居胃之上口，故心下痞硬，干噫食臭；水邪居胃之下口，故胁下有水气，而腹中雷鸣下利。故君以生姜，两擅散邪逐饮之用，而热之格于上者，用芩连之苦以泻之，寒之格于下者，用干姜半夏之温以泻之，复以人参甘草大枣和养胃气，使邪不能犯正而痞自解，以痞在心下，故方以泻心名。此寒热错杂之邪，故以寒热错杂之药治之，而一一对证，制方之义精矣。

甘草泻心汤

甘草四两　黄芩　干姜各三两　黄连一两　半夏半升，洗　大枣十二枚，擘

上六味，以水一斗，煮取六升，去滓，再煎，取三升，温服一升，日三服。

伤寒中风，医反下之，其人下利日数十行，谷不化，腹中雷鸣，心下痞硬而满，干呕心烦不得安，医见心下痞，谓病不尽，复下之，其痞益甚。此非结热，但以胃中虚，客气上逆，故便硬也，甘草泻心汤主之。按：下利完谷，腹中雷鸣，是因胃中空虚，心下痞硬而满，干呕心烦不得安，是因客气上逆，若以心下痞而复下之，是重犯虚虚之戒。本方照生姜泻心，除去人参生姜，以胃中虚，不宜生姜之散，以气上逆，无取人参之补，但君甘草，坐镇中州，使胃虚得复而痞自解耳。

半夏泻心汤

半夏半升，洗　黄连一两　干姜　甘草炙　人参　黄芩各三两　大枣十二枚，擘

上七味，以水一斗，煮取六升，去滓，再煎取三升，温服一升，日三服。

伤寒五六日，呕而发热者，柴胡汤证具，而以他药下之，柴胡证仍在者，复与柴胡汤，此虽已下之不为逆，必蒸蒸而振，欲发热汗出而解。若心下满而硬痛者，此为结胸也，大陷胸汤主之。但满而不痛者，此为痞，柴胡汤不中与之，宜半夏泻心汤。按：此即生姜泻心汤去生姜而君半夏，又属小柴胡之变方，以其证起于呕，故推半夏为主药耳。

大黄黄连泻心汤

大黄二两　黄连一两

上二味，以麻沸汤渍之，须臾绞去滓，分温再服。

脉浮而紧而复下之，紧反入里，则作痞，按之自濡，但气痞[1]耳，心下痞，按之濡，其脉关上浮者，大黄黄连泻心汤主之。此条柯韵伯谓按之濡，当作按之硬，必有当急下之证，故制此峻攻之剂，疑属错简，此说强经就我，

[1] 气痞：病证名。表邪因误下入里，无形之邪结于心下，按之柔和不痛的痞症。

转使作圣之灵思巧法，尽行埋没。愚按：经文言紧反入里，里邪不能再使出表，当从里解，但按之不濡，中挟饮邪，按之自濡，中不挟饮，故曰但气痞也。若表邪未罢，脉当尺寸俱浮，今但关上浮，则属中焦痞结，气有上逆之象，既曰气痞，但当顺其气。本方大黄黄连分两既轻，渍以沸汤，绞去滓而温服，则但取其气，不取其味，使气顺而痞自解，况经文本有表未解不可攻痞之条，此之表解而邪入里，攻痞自宜此法。先圣处方，妙在能用药而不为药用，观其服法，本非急下之剂，与大陷胸之用大黄，小陷胸之用黄连，药虽同而制则异矣。

附子泻心汤

大黄二两　黄连一两　黄芩一两　附子一枚，炮，去皮，破，别煮取汁

上四味，㕮咀三味，以麻沸汤二升渍之，绞去滓，内附子汁，分温再服。

心下痞而复恶寒汗出者，附子泻心汤主之。此条柯氏于心下痞之下，自添大便硬心烦不得眠八字，谓恶寒者表未解，不当用大黄，若汗出是胃实，不当用附子，若汗出为亡阳，不当用芩连，当有大便硬心烦不得眠句，始与此方相合。愚按：此说尤悖。大凡恶寒汗不出者属表实，恶寒汗自出者属表虚，若但汗出恶寒，仲景自有芍药甘草附子汤之制。今心下痞而复恶寒汗出，则表虚而里实，但固

表则里邪愈壅，但清里则表阳将亡，故以三黄附子合而用之。附子自能固表，三黄自能清里，且三黄得附子，其苦寒不致留滞阴邪，附子得三黄，其剽悍不致劫伤津液，此正善用反佐之法，故能以一方而全收复阳驱邪之效。若必加入大便硬心烦不得眠八字，以求与本方之三黄相合，则本经之用大黄，岂必尽为胃实而设，亦有本自下利而反用大黄者，至心烦不得眠，安知非由胃虚客气上逆之证，亦不得概从苦寒直折，且附子雄烈之性，又安见与大便硬心烦不得眠者相宜。柯氏胶执己见，擅改经文，无论其所言背谬，即使见果确凿，亦当存阙疑之例，况一偏之见，泥药求方，使先圣极空灵极神变之活法而转以死法求之，悖甚矣。余历考前贤医案[①]，用附子泻心汤而愈者，不一而足，且余亦曾试验，故敢直辟柯氏之谬。

黄连汤

黄连　甘草炙　干姜　桂枝各三两，去皮　人参二两　半夏半斤，洗　大枣十二枚，擘

上七味，以水一斗，煮取六升，去滓，温服一升，日三夜二服。

伤寒胸中有热，胃中有邪气，腹中痛，欲呕吐者，黄连汤主之。按：胸中有热，则阳邪格于上，故欲呕吐；胃

---

① 案：原作“按”，据集成本改。

中有邪气，则阴邪格于下，故腹中痛。腹中痛，欲下而不得下也；欲呕吐，欲吐而仍不得吐也。上热下寒，法当和解，方用黄连泻胸热，干姜散胃寒，复以半夏宽中而开结，佐以桂枝通阳而化阴，然上征下夺，宜从中治，故用人参甘草大枣建立中气，而上下之邪，各随所主之药而分解。此泻心之变方，而又与泻心之取义不同。

黄 芩 汤

黄芩三两　甘草炙　芍药各二两　大枣十二枚，擘

上四味，以水一斗，煮取三升，去滓，温服一升，日再夜一服。

太阳与少阳合病，自下利者，与黄芩汤。按：合病而至于下利，则邪气将从少阳转陷入里，故君黄芩彻少阳之热，而复以芍药约之，甘枣和之，使热清而利自止。虽半表半里之邪，而里多于表，故治法不从表而从里。

太阳阳明合病下利，表证为多，主葛根汤。阳明少阳合病下利，里证为多，主承气汤。太阳少阳合病下利，半里半表之证为多，此方即是和法。同一合病下利，而主治不同，何等深细。

黄芩加半夏生姜汤

于黄芩汤方内，加半夏半升（洗），生姜三两，余依黄芩汤服法。太阳与少阳合病，自下利者，与黄芩汤，若

呕者，黄芩加半夏生姜汤。按：呕亦属少阳证，故加半夏生姜以止呕，即小柴胡加减法也。

干姜黄连黄芩人参汤

干姜　黄连　黄芩　人参各三两

上四味，以水六升，煮取二升，去滓，分温再服。

伤寒本自寒下，医复吐下之，寒格更逆吐下，若食入口即吐，干姜黄连黄芩人参汤主之。按：此证系阴格于内，拒阳于外，以干姜开通阴寒，芩连泄去阳热，复以人参鼓助胃气，并可助干姜之辛温，冲开阴邪，俾格开而吐自止。

旋覆代赭石汤

旋覆花三两　代赭石一两　人参二两　生姜五两，切　半夏半斤，洗　甘草三两，炙　大枣十二枚，擘

上七味，以水一斗，煮取六升，去滓，再煎，取三升，温服一升，日三服。

伤寒发汗，若吐，若下，解后，心下痞硬，噫气不除者，旋覆代赭汤主之。按：心下痞硬，中虚而有留邪也；噫气不除，胃逆而兼蓄饮也。主旋覆导饮下行，代赭镇心降逆，而邪之留滞者，复生姜半夏以开之，气之逆乱者，用人参甘草大枣以和之，虚回邪散，则痞可解而噫亦

止矣。

厚朴生姜甘草半夏人参汤

厚朴半斤，去皮，炙　生姜半斤，切　半夏半升，洗　人参一两　甘草二两，炙

上五味，以水一斗，煮取三升，去滓，温服一升，日三服。

发汗后，腹胀满者，厚朴生姜甘草[1]半夏人参汤下之。按：汗后阳虚不能化气，阴邪内结，壅而为满。本方主厚朴除满，而生姜半夏人参甘草，皆醒胃和脾，使气得化而满自除矣。

理　中　丸并汤

人参　白术　甘草炙　干姜各三两

上四味，捣筛为末，蜜和为丸，如鸡子黄大，以沸汤数合，和一丸研碎，温服之，日三服，夜二服。腹中未热，益至三四丸，然不及汤方，法以四物依两数，切用，水八升，煮取三升，去滓，温服一升，日三服。若脐上筑者，肾气动也，去术加桂四两；吐多者，去术加生姜三两；下多者，还用术；悸[2]者，加茯苓二两；渴欲饮水者，加术足前成四两半；腹中痛者，加人参足前成四两半；寒

① 甘草：原脱，据《伤寒论·辨太阳病脉证并治》补。
② 悸：原作“悖”，据集成本改。

者，加干姜足前成四两半；腹满者，去术加附子一枚。服汤后，如食顷，饮热粥一升许，微自温，勿揭衣被。

经云：大病瘥后，喜唾，久不了了，胃上有寒，当以丸药理之，宜理中丸。霍乱头痛发热，身疼痛，寒多不用水者，宜理中汤。盖理中者，理中焦之寒也。寒在胃上，取丸药之缓，逗留于上，以温胃而散寒，若寒胜热之霍乱，利在急温，则不宜丸而宜汤。缓宜丸，急宜汤，此先圣之成法，不可紊也。

再理中汤加减之法，与小青龙、小柴胡加减法同义，宜当细玩，不得草草读过。

桂枝附子汤

桂枝四两，去皮　附子三枚，炮，去皮，破八片　生姜三两，切　甘草三两，炙　大枣十二枚，擘

上五味，以水六升，煮取三升，去滓，分温三服。

伤寒八九日，风湿相搏，身体烦疼，不能自转侧，不呕不渴，脉浮虚而涩者，桂枝附子汤主之。按：身体烦疼，不能自转侧，固属风湿相搏之候，然风湿相搏，有属湿温，有属寒湿，于何辨之？盖以证言，则呕而渴者属温，不呕不渴者属寒，以脉言，则实而数者属温，虚浮而涩者属寒。谛实此证此脉，便可主以桂枝附子汤而无疑也。

徐灵胎曰：此即桂枝去芍药加附子汤，但彼桂枝用三

两，附子用一枚，以治下后脉促胸满之证，此桂枝加一两，附子加二枚，以治风湿相搏，身疼脉浮涩之证。一方而治病迥殊，方名亦异，分两之不可忽如此，义亦精矣，后人何得以古方轻于加减也？

桂枝附子去桂加白术汤

白术四两　甘草二两，炙　附子三枚，炮　生姜三两　大枣十二枚

上五味，以水六升，煮取二升，去滓，分温三服。初服，其人身如痹，半日许，复服之，三服尽，其人如冒状，勿怪，此以附术并走皮内逐水气，未得除，故使之耳，法当加桂四两。此本一方二法，以大便硬，小便自利，去桂也。以大便不硬，小便不利，当加桂。附子三枚恐多也，虚弱家及产妇，宜减服之。

按：前证若其人大便硬，小便自利者，去桂加白术汤主之。小便自利，无取桂枝开膀胱而化气，恐渗泄太过，重虚津液也。大便硬反用白术者，以白术能益脾而输精也，当察二便以与前方相出入。

附术并走皮内逐水气，未得除之，先其人身如痹，继复如冒状，亦险绝矣。险而稳，此其立方之所以圣也，藉非胸有把握，安能任用附子至三枚之多，而履险如夷哉？

四逆汤

甘草二两，炙　干姜一两半　附子一枚，生用，去皮，破

八片

上三味，以水三升，煮取一升二合，去滓，分温再服。强人可用大附子一枚，干姜三两。

四逆者，手足厥冷也，方以四逆名，用治三阴经吐利厥逆之寒证也。干姜温中散寒，生附驱阴复阳，二味合用，乃能彻上彻下，开辟群阴，而挽垂绝之阳。复以甘草者，正取其甘缓留中，制雄锐之师，迅奏肤功，迎阳复辟。此三阴经中之第一方也。

经云：脉浮而迟，表热里寒，下利清谷者，四逆汤主之。盖下利清谷，里证已急，急当救里，若复瞻顾表热，恐阳随下利而亡矣。此表里缓急先后之界，失治即驷马难追，急当著眼。

自利不渴者属太阴，以其脏有寒故也。夫自利不皆属寒，自利不渴，则寒证可知，虽未至手足厥逆，而温中散寒当防于未然矣。此太阴用四逆之大法。

少阴病脉沉者，沉为在里，急当救里，若欲吐而膈上有寒饮干呕者，益属阴邪上逆之象，尤当从事于此汤之急温。此少阴用四逆之大法。

诸四逆厥者不可下之，虚家亦然。凡厥者，阴阳气不相顺接便为厥，厥者手足逆冷是也。厥有寒有热，凡下利厥逆而恶寒者，大汗若大下利而厥冷者，则属虚寒可知，皆主是汤。此厥阴宜四逆之大法。

又经云：吐利汗出，发热恶寒，四肢拘急，手足厥冷者，四逆汤主之。既吐且利，小便复利，而大汗出，下利清谷，内寒外热，脉微欲绝者，四逆汤主之。按此二条，乃寒邪直中三阴而成霍乱之证，汗出恶寒，手足厥冷，下利清谷，脉微欲绝，若不急温，瞬有转筋入腹之变。此三阴通用四逆之大法。

四逆证具，若无脉沉微、恶寒等阴象，虽下利而并非清谷，反下重者，即属转经之热邪，不可误用，贻祸难挽，当须细辨。

四逆加人参汤

四逆汤原方，加人参一两。

恶寒，脉微而复利，利止亡血也，四逆加人参汤主之。按：亡血即亡津液之谓，故加人参补虚以生津液也。

通脉四逆汤

甘草二两，炙　干姜三两，强人四两　附子大者一枚，生用，去皮，破八片

上三味，以水三升，煮取一升二合，去滓，分温再服，其脉即出者愈。面色赤者加葱九茎，腹中痛者去葱加芍药二两，呕者加生姜二两，咽痛者去芍药加桔梗一两，利止脉不出者去桔梗加人参二两。

四逆汤为驱阴复阳之主药，此因阴盛格阳，故加葱以通其格。经云：少阴病，下利清谷，里寒外热，手足厥

逆，脉微欲绝，身反不恶寒，其人面色赤。面色赤，加葱九茎。按：下利清谷，手足厥冷，脉微欲绝而里寒者，阴盛于内也，身反不恶寒，面色赤而外热者，格阳于外也。面色赤者，加葱九茎，此通脉四逆之正法也。或腹中痛者，去葱之辛散，加芍药敛脾阴而止痛。或呕者，加生姜以止呕。或咽痛者，去芍药之酸敛，加桔梗以清咽。四逆主治其本，诸加减法兼治其标，若利止脉不出者，去桔梗加人参，即与四逆加人参汤同义。至四逆证具，里寒外热，汗出而厥者，此阳有立亡之象，亦宜此方主治。

通脉四逆加猪胆汁汤

于通脉四逆原方，加猪胆汁半合，余如前法煎成，内猪胆汁，温服，其脉即出。

吐已下断，汗出而厥，四肢拘急不解，脉微欲绝者，通脉四逆加猪胆汁汤主之。按：汗出而厥，四肢拘急，脉微欲绝，皆四逆及通脉四逆固有之证，何取乎胆汁之加？要其著眼全在吐已下断四字，盖吐已下断，津液内竭，投通脉四逆纯阳之剂，正恐格不相入，故藉胆汁导引之力，以和阴而复阳也。

干姜附子汤

干姜一两　附子一枚，生用，去皮，破八片

上二味，以水三升，煮取一升，去滓，顿服。

下之后，复发汗，昼日烦躁不得眠，夜而安静，不呕不渴，无表证，脉沉微，身无大热者，干姜附子汤主之。按：下后则阴气盛而阳已虚，复发汗以散其阳，则虚阳扰乱，故昼日烦躁不得眠也。夜而安静，非吉兆也，止以入夜纯阴用事，而衰阳欲躁扰不能也。此法不用甘草，较四逆汤尤峻，取其直破阴霾，复还阳气，必审无呕渴表证，脉沉微，身无大热者，则烦躁的为虚阳扰乱之烦躁，乃可主以此方而不至误用也。

独阴自治于阴分，孤阳自扰于阳分，故用姜附助阳以配阴。

白通汤

干姜附子汤原方，加葱白四茎，煎服法照前。

少阴病下利，白通汤主之。按：少阴下利，肾中真阳将随下利而亡，故以姜附温肾，而加葱白以升举下陷之真阳也。

白通加猪胆汁汤

白通汤原方，加人尿五合，猪胆汁一合，以水三升，煮取一升，去滓，内猪胆汁人尿和令相得，分温再服。

少阴病下利脉微者，与白通汤，利不止，厥逆无脉，干呕烦者，白通加猪胆汁汤主之。按：少阴下利，治用白通，药本不误，正以阴气太甚，与辛热之药格不相入，故加人尿猪胆汁以为向导，与通脉四逆加猪胆汁同义。服汤脉暴出者，乃为药力所迫，而阳气将泄露无余，仍主死也，微续乃正气渐复，故可生也。

茯苓四逆汤

茯苓六两　人参一两　甘草二两　干姜一两半　附子一枚，生用，去皮，破八片

上五味，以水五升，煮取三升，去滓，温服七合，日三服。

发汗若下之，病仍不解，烦躁者，茯苓四逆汤主之。按：未经汗下而烦躁属阳盛，既经汗下后而烦躁属阳虚，且汗下之后，津液告竭，故于四逆汤中，加茯苓以安下，人参以补虚也。

四　逆　散

柴胡　枳实炙　甘草炙　芍药

上四味，各十分，捣筛，白饮和服方寸匕，日三服。

加减法：咳者，加五味子、干姜各五分，并主下利；悸[①]者，加桂枝五分；小便不利者，加茯苓五分；腹中痛者，加附子一枚（炮令坼[②]）；泄利下者，先以水五升，煮

---

① 悸：原作"悖"，据光绪本改。
② 坼：原作"拆"，据《伤寒论·辨太阳病脉证并治》改。

薤白，取三升，去滓，以散方寸匕，内汤中，煮取一升半，分温再服。

按：此乃少阴病和解之法，与少阳之用小柴胡汤同义。少阳为阳中之枢，少阴为阴中之枢。盖四逆而无脉微恶寒等证，即下利一端，并非清谷，此非阴盛阳微，乃由阳气不主四布所致，但当旋转其阴阳之枢机。柴胡升阳而以甘草和之，枳实泄阴而以芍药监之。至于加减之法，与小柴胡汤互有同异。咳加五味干姜，小便不利加茯苓，此同者也。悸加桂枝，腹中痛加附子，此不同者也。至于泄利下重，主薤白温中散结，尤与下利清谷不同法。同一四逆而一汤一散，用药各殊，主治迥别，毫厘千里，是当明辨。

当归四逆汤

当归　桂枝　芍药　细辛各三两　甘草炙　通草各二两　大枣二十五枚

上七味，以水八升，煎取三升，温服一升，日三服。

此又属血虚而致四逆者也。血虚则不宜姜附，重劫津液，故以当归补血为主，佐以芍药甘草大枣，和阴而生津，复以桂枝细辛通草，通阳而温表，使阴阳之气顺接，则四末温而厥逆止。

按：此方为亡血家设法。亡血家四逆，有脉细欲绝者，血虚不能荣于外也，有脉浮革者，血虚不能固于中也，同为当归四逆汤主治。

当归四逆加吴茱萸生姜汤

即前方加吴茱萸二两，生姜半斤（切），以水六升，清酒二升，和煮取五升，去滓，温分五服。

手足厥寒，脉细欲绝者，当归四逆汤主之。若其人内有久寒者，宜当归四逆加吴茱萸生姜汤主之。按：内有久寒，不用干姜附子者，总因亡血家虑其劫阴召变，但以吴萸生姜温中散寒，而复以清酒和之，则阴阳和而手足自温。

附子汤

附子二枚，炮　茯苓三两　人参二两　白术四两　芍药三两

上五味，以水八升，煮取三升，去滓，温服一升，日三服。

按：经云少阴病，身体疼，手足寒，骨节痛，脉沉者，此汤主之。沉为在里，只宜温里，此全以脉沉为辨。又云：少阴病，得之一二日，口中和，其背恶寒者当灸之，此汤主之。此又以口中和为辨，口中和而背恶寒，则非阳邪怫郁之恶寒，乃可主以此汤而无疑。

此少阴病温经散寒正治之法。主附子之雄烈，下消肾中之水寒，上资君主之热化，人参助阳，芍药和阴，茯苓

利窍以逐水，白术燥湿以燠[1]土，并力温托，绝不加入一毫升散之药，但使元阳得振而病自解。

柯韵伯曰：此与真武汤似同而实异，倍术附，去生姜，加人参，是温补以壮元阳，真武汤还是温散而利胃水也，此辨明真武附子，界限却清。

甘草附子汤

甘草二两，炙　附子二枚，炮，去皮，破八片　白术二两　桂枝四两，去皮

上四味，以水六升，煮取三升，去滓，温服一升，日三服。初服得微汗则解，能食汗出复烦者服五合，恐一升多者，宜服六七合为始。

经云：风湿相搏，骨节烦疼，掣痛不得屈伸，近之则痛剧，汗出短气，小便不利，恶风不欲去衣，或身微肿者，甘草附子汤主之。按：此段形容风湿相搏之病状最著。湿壅于经，故身肿痛剧而小便不利；风淫于卫，故汗出短气而恶风不欲去衣。附子白术宣太阴以驱湿，甘草桂枝通太阳以散风。凡风湿证，大发其汗，病必不解，此方亦是不欲发汗之意，当取微汗为佳。

赤石脂禹余粮汤

赤石脂一斤，碎　禹余粮一斤，碎

① 燠（yù 玉）：热，暖。

上二味，以水六升，煮取二升，去滓，分三服。

伤寒服汤药，下利不止，心下痞硬，服泻心汤已，复以他药下之，利不止，医以理中与之，利益甚，理中者理中焦，此利在下焦，赤石脂禹余粮汤主之。复利不止者，当利其小便。按：此段经文，本已自解明白。利在下焦，关闸尽撤，急当固下焦之脱，石脂余粮固涩之品，性皆重坠，直走下焦，拦截谷道，修其关闸，此以土胜水之法。若复利不止，则又当通支河水道，以杀其下奔之势，而关闸始得完固。

炙甘草汤

甘草四两，炙　生姜二两，切　桂枝三两，去皮　麦冬半斤，去心　麻子仁半斤　人参二两　阿胶二两　大枣十二枚，擘　生地黄一斤

上九味，以清酒七升，水八升，先煎八味，取三升，去滓，内胶烊销尽，温服一升，日三服。一名复脉汤。

伤寒脉结代，心动悸者，炙甘草汤主之。按：脉结代而心动悸，则心悸[①]非水饮抟结之心悸，而为中气虚馁之心悸矣。经文明以结阴代阴[②]，昭揭病因，证津液衰竭，阴气不交于阳，已可概见。君以炙甘草，坐镇中州，而生地麦冬麻仁大枣人参阿胶之属，一派甘寒之药，滋阴复

① 悸：原作“悖”，据集成本改。
② 结阴代阴：据文义，疑为“结脉代脉”。

液，但阴无阳则不能化气，故复以桂枝生姜，宣阳化阴，更以清酒通经隧，则脉复而悸自安矣。

甘草干姜汤

甘草四两，炙　干姜二两，炮

上二味，以水三升，煮取一升五合，去滓，分温再服。

按：此方系因误用桂枝，阳越于上，致有厥逆、咽中干、烦躁、吐逆、谵语诸变，特出此复阳救逆之法。观方中甘草倍干姜，专任其甘缓之性，特微加干姜为向导，引阳还返于下，并非资干姜之辛热以复阳也，用者须识此意。

芍药甘草汤

芍药四两　甘草四两，炙

上二味，以水三升，煮取一升五合，去滓，分温再服。

按：阳越于上，既用甘草干姜汤以复其阳，而挛急未解，明是津液不荣经脉，但以芍药甘草和之，而脚即伸，亦正所以救桂枝之逆也。此法试之颇验，不可以其平易而忽之。

麻黄连轺[1]赤小豆汤

麻黄二两，去节　赤小豆一升　连轺二两　杏仁四十枚，去皮尖　生姜二两，切　生梓白皮一升　甘草一两，炙　大枣十二枚

上八味，以潦水[2]一斗，先煮麻黄，再沸，去上沫，内诸药，煮取三升，分温三服，半日服尽。

伤寒瘀热在里，身必发黄，麻黄连轺赤小豆汤主之。按：瘀热在里，则伤寒之表邪亦瘀而不行，内外合邪，因致发黄，治亦当内外并解。伤寒解外，仍不离麻黄杏仁甘草之成法，热瘀则不宜桂枝而改用连轺，以散在经之热，更用赤小豆梓白皮以清在里之热，而复以姜枣和之，以其发黄从伤寒而来，犹兼半表，亦麻黄汤之变制也。

茵陈蒿汤

茵陈蒿六两　栀子十四枚，擘　大黄三两

上三味，以水一斗，先煮茵陈，减六升，内二味，煮取三升，去滓，分温三服，小便当利，尿如皂角汁状，色正赤，一宿腹减，黄从小便去也。

伤寒七八日，身黄如橘子色，小便不利，腹微满者，茵陈蒿汤主之。阳明病发热汗出者，此为热越，不能发黄

① 连轺：为木犀科植物连翘的根。
② 潦水：天上降注的雨水。

也，但头汗出，身无汗，剂颈而还，小便不利，渴饮水浆者，此为瘀热在里，身必发黄，茵陈蒿汤主之。按：发黄证，若小便自利而发黄者，属畜血；小便不利而发黄者，属瘀热。小便不利而至渴欲饮水，湿从火化也；腹微满，热瘀不行也。茵陈利湿，山栀降热，大黄行瘀，导在里之湿热，从小便而解，而身黄自除。

麻黄升麻汤

麻黄二两半，去节　升麻一两一分　当归一两一分　知母　黄芩　葳蕤各十八株　白术　石膏　干姜　芍药　天冬去心　桂枝　茯苓　甘草各六株，炙

上十四味，以水一斗，先煮麻黄一二沸，去上沫，内诸药，煮取三升，去滓，分温三服，相去如炊三斗米顷，令尽，汗出愈。

伤寒六七日，大下后，寸脉沉而迟，手足厥逆，下部脉不至，咽喉不利，唾脓血，泄利下重者为难治，麻黄升麻汤主之。按：此条伤寒六七日，阴液已伤也，复经大下，阴[①]津重竭也。下后阳气陷入阴中，而阴气亦复衰竭，故寸脉沉而迟。阳气既已下陷，将随下利而亡，故下部脉不至，以致咽喉不利，唾脓血，手足厥逆，泄利不止，种种见证，皆因阳去入阴，上征下夺，最为危候，故称难

① 阴：原作“阳”，据集成本改。

治。本方用一派甘寒清热之药，不嫌重复，独任麻黄升麻二味，从阴分提出阳气，复以桂枝干姜佐诸阴药化气生津，盖热不清则津不复，阳不升则津不固，错杂之邪，以错杂之药解之，先圣立方之精如此。

吴茱萸汤

吴茱萸一升，洗　人参三两　生姜六两　大枣十二枚

上四味，以水七升，煮取二升，去滓，温服七合，日三服。

此本温胃之方，而亦以通治厥少二阴吐利垂绝之证。盖阳明居中土，食谷欲呕，土受木克，胃气垂败。按：吴萸本厥阴药，兹以人参甘草大枣，奠安中土，而主吴萸温中散寒，以泄土中之木，则呕止而谷可纳。至少阴病吐利，手足逆冷，烦躁欲死，此因上下交征，胃气随吐利而将败，而厥阴更得侮其所不胜。病本在肾，病机在肺，而主治则在胃，得此剂补火生土，而浊阴自退矣。

黄连阿胶汤

黄连四两　黄芩一两　芍药二两　阿胶三两　鸡子黄二枚，生用

上四味，以水五升，先煮三物，取二升，去滓，内胶烊尽，小冷，内鸡子黄，搅令相得，温服七合，日三服。

少阴病得之二三日以上，心中烦，不得卧，此真阴为

邪热煎熬，故以育阴清热为治。芩连泻热也，胶黄养阴也，再佐以芍药敛阴复液，则热清而烦自除。

按：此条之不得卧，乃热伤阴而心肾不交也，鸡子黄入心，阿胶入肾，病本少阴，自宜心肾同治。

桃花汤

赤石脂一升，一半全用，一半筛末　干姜一两　粳米一升

上三味，以水七升，煮米令熟，去滓，内赤石脂末方寸匕，温服七合，日三服，若一服愈，余勿服。

少阴便脓血，是感君火热化，奔迫太过，闭藏失职，关闸尽撤，不急治则亡阴，故取石脂干姜之辛涩，以散邪固脱，加粳米以益中虚，先使中气不下坠，而复以一半石脂末调服，俾粘着大肠，拦截谷道。方以桃花名者，非特色相似，亦取旸①谷春回之意也。

半夏散并汤

半夏洗　桂枝去皮　甘草炙

上三味等分，各别捣筛已，合治之，白饮和服方寸匕，日三服。若不能散服者，以水一升，煎七沸，内散两方寸匕，更煎三沸，下火，令小冷，少少咽之。

少阴病，咽中痛，半夏散及汤主之。按：少阴咽痛，

① 旸（yáng 阳）：通“阳”。蔡襄《自渔梁驿至衡州大雪有怀》：“薄吹消春动，新旸破晓晴。”

大都上热下寒，不宜寒凉直折，本方用半夏开痰，桂枝散邪，复甘草以缓其急，使无劫液之虞。能咽者用散，不能咽者用汤，须令小冷，少少咽之。此病在上者，但治其上，不欲其犯及中下也。

猪肤汤

猪肤一斤

上一味，以水一斗，煮取五升，去滓，加白蜜一升，白粉五合，熬香和令相得，温分六服。

少阴病，下利咽痛，胸满心烦者，猪肤汤主之。按：下利咽痛，有阴盛而阳格于上者，治以驱阴复阳，若通脉四逆加桔梗是也。有阴虚而液不上蒸者，治宜育阴复液，若本方猪肤汤是也。肾液既从下溜而不上蒸，则阴火充斥，因致烦满，故以猪肤滋肾脏之液，而缓以白蜜白粉，留恋中焦，输精布液，以解其上征下夺之危。

喻嘉言曰：猪肤与用黑驴皮之意颇同，若以焨[①]猪皮外毛根薄肤，则签劣无力，且与熬香之说不符，但用外皮，去其内层之肥白为是。

甘草汤

甘草二两

① 焨（xún 寻）：用热水烫后去毛。

上一味，以水三升，煮取一升五合，去滓，温服七合，日二服。

少阴病二三日，咽痛者，可与甘草汤。按：咽痛而不下利，得病只二三日，是邪热客于少阴之标也。少阴咽痛，总不宜苦寒直折，故但取甘草之甘，以缓肾急而制火邪也。

桔 梗 汤

桔梗一两　甘草二两

上二味，以水三升，煮取一升，去滓，分温再服。

少阴病二三日，咽痛者，与甘草汤不差，既得甘缓之力，而经气尚阻而不通，仍用本方加桔梗一两，载药上浮，成开邪利咽之功。

苦 酒 汤

半夏十四枚　鸡子一枚，去黄

上二味，内半夏著苦酒中，以鸡子壳置刀环中，安火上，令三沸，去滓，少少含咽之，不差，更作三剂。

少阴病，咽中伤，生疮，不能语言，声不出者，苦酒汤主之。谛实咽痛之属少阴病，始而痛者，继且咽中伤生疮矣，不能语言，声不出，则阴火沸腾，并舌本亦强矣。半夏鸡子，消痰利咽，二味并用，俾半夏无燥液劫津之虑，鸡子得通声利窍之功，而消肿敛疮，更有藉于苦酒之敛降，其煎法服法，总使其逗留病所，妙义天开，真令人不可思议。

乌梅丸

乌梅三百个　人参六两　当归四两　黄连一斤　黄柏六两　蜀椒四两，炒去汗　桂枝六两　干姜十两　附子八两，炮　细辛六两

上十味，各捣筛，合治之，以苦酒浸乌梅一宿，去核，蒸之，五升米下饭熟，捣成泥，和药令相得，内臼中，与蜜杵二千下，丸①如梧桐子大，先食饮服十丸，日三服，稍加至二十丸。禁生冷滑物臭食等。

经云：伤寒脉微而厥，至七八日肤冷，其人躁无暂安时者，此为脏厥，非蛔厥也。蛔厥者，其人当吐蛔，今病者静而复时烦者，此为脏寒，蛔上入其膈，故烦，须臾复止，得食而呕又烦者，蛔闻食臭出，其人当自吐蛔。蛔厥者，乌梅丸主之，又主久利。按：此方主治蛔厥，其妙处全在米饭和蜜，先诱蛔喜，及蛔得之，而乌梅及醋之酸，椒姜桂附及细辛之辛，黄柏黄连之苦，则蛔不堪而伏矣，但厥后气血不免扰乱，故加人参当归奠安气血。此方虽寒热错杂，但温脏之力居多，又得乌梅之酸涩以固脱，故又主久利。

① 丸：原作“圆”，据《伤寒论·辨厥阴病脉证并治》改。

白头翁汤

白头翁二两　黄连　黄柏　秦皮各三两

上四味，以水七升，煮取二升，去滓，温服一升，不愈更服一升。

按：此方寒以胜热，苦以坚阴，用治热利下重欲饮水者。盖下重则热邪奔迫，欲饮水则津液为热所伤矣，或通或涩，皆所不宜，但清其热而利自止。

竹叶石膏汤

竹叶二把　石膏一斤　半夏半升，洗　人参三两　麦冬一升，去心　甘草二两，炙　粳米半升

上七味，以水一斗，煮取六升，去滓，内粳米，煮米熟汤成，去米，温服一升，日三服。

伤寒解后，虚羸少气，气逆欲吐者，竹叶石膏汤主之。按：此系肺胃之津液，因病热而受伤，故主此方，滋养肺胃，以复阴气而清余热。石膏竹叶之辛凉，得人参麦冬甘草粳米以相辅，便为益胃生津之品，因气逆欲吐，微加半夏，以平逆气。此愈得调理之法，其灵警有如此者。

牡蛎泽泻散

牡蛎熬　泽泻　蜀漆洗尽腥　栝蒌根　葶苈子熬　海藻洗去盐　商陆根熬，已上各等分

上七味，异捣下筛为散，更入臼中杵之，白饮和方寸匕，小便利，止后服。

大病差后，从腰已下有水气者，牡蛎泽泻散主之。按：大病差后，津液已伤，而从腰已下有水气，是水畜于阴分也。水畜阴分，非咸不降，故以牡蛎泽泻海藻咸寒之性，入阴软坚，而加蜀漆以通经隧，葶苈商陆以逐水邪，复以栝蒌根，于润下导滞之中，回护津液。为散服者，亦以病后当从缓治也。

烧裈[①]散

上取妇人中裈近隐处，剪烧灰，以水和服方寸匕，日三服，小便即利，阴头微肿即愈。妇人病，取男子裈当[②]烧灰。

经云：伤寒阴阳易之为病，其人身体重，少气，少腹里急，或引阴中拘挛，热上冲胸，头重不欲举，眼中生花，膝胫拘急者，此方主之。按：大病新差，余邪未尽，强合阴阳，二气交感，互易为病。推其病本，感从前阴而入，仍当导其邪，使驱从前阴而出，故必小便利而始愈。方中单用烧裈一味，取其气之所感，以类相从。古所传禁方，有令人不可思议者，大率类是。

① 裈（kūn 昆）：有裆的裤。

② 当：同“裆”。《汉书·外戚传上》：“虽宫人使令皆为穷绔，多其带，后宫莫有进者。”服虔曰：“穷绔，有前后当，不得交通也。”

校注后记

一、版本考证

据《中国中医古籍总目》记载，《伤寒寻源》现存主要版本有清咸丰四年甲寅（1854）吴县潘遵祁刻本、清光绪七年辛巳（1881）刻本、清末民国年间据咸丰四年吴县潘遵祁刻本抄本、1922年夔余氏抄本、长春大陆书局铅印本、抄本、辟阴集说本、珍本医书集成本等8种。然经实地调研考察，发现除以上8种版本外，尚有清·陆懋修据咸丰四年吴县潘遵祁刻本评本（此本牌记示"咸丰甲寅六月吴门潘氏刊行"，卷上首页有"世补斋"之印章。本中有墨笔批注，批注题名为"元和后学陆懋修读识"）。而《中国中医古籍总目》所载的清末民国年间据咸丰四年吴县潘遵祁刻本抄本实为陆懋修评本，《中国中医古籍总目》所载的抄本实为清末民国年间据陆懋修评本抄本，另外有重抄陆懋修评本，故本书实际上现存主要版本有9种。其中，清咸丰甲寅吴县潘遵祁刻本、清·陆懋修评本、清末民国年间据陆懋修评本抄本、清末民国年间据陆懋修评本重抄本、1922年夔余氏抄本为同一个版本体系，清光绪七年辛巳刻本与1942年长春大陆书局铅印本为同一个版本体系，此外尚有1936年上海世界书局珍本医书集成本、辟阴集说本等。

以上版本中，咸丰本为现存最早刊本，系初刻，又为足本；光绪本为咸丰本的重校刊本，内容完整，印刷清晰，且订正了不少咸丰本刊刻之误；集成本系民国时期著名中医药专家裘吉生先生以家藏孤本为底本校注而成。故本次校注以咸丰本为底本，以光绪本为主校本，以集成本为参校本。此外，尚以《伤寒论》（明万历二十七年己亥赵开美校刻仲景全书本）等进行他校。

二、学术价值及影响

《伤寒寻源》不墨守前人理论成规，不因循守旧，提出伤寒不必尽属寒因，若风、若湿、若温、若热，皆统辖于伤寒二字内，尤其是阐发风、寒、湿、温、热之源流，辨中风、辨伤寒、辨温病、辨湿温、辨热病。其自序曰“浅尝之辈，未经深求，于是执麻黄桂枝治风寒之成法，而概施之于温热病，误矣。及其既误，遂谓仲景之法宜于风寒不宜温热，于是谈温热者接踵而起。补方造论，非无可采，然舍仲景而言温热，究属一家之论，必仍向仲景讨根源，而伤寒之面目始全”，认为《伤寒论》所论伤寒为广义伤寒，突出反映其追寻风寒湿温热之源的学术主张，打破了凡伤寒之病，多从风寒得之，以辛温法统治外感病的局面。

是书从客观实际出发，以六经辨证诸法为本，阐发仲景诸说。强调学医者必从此问津，辨析表里虚实寒热疑似之证，不为多歧所眩，乃不迷于所行。如其论述发热证，提出发热当与潮热、寒热、烦热进行鉴别。对《伤寒论》悬饮证“其人漐漐汗出，发作有时，头痛，心下痞硬满，引胁下痛”进一步阐发曰：“头痛亦属饮邪上逆，主里而不主表，里未和则宜攻下。”对饮邪结于胸胁，壅滞气机而逆乱，浊气上攻，饮邪肆虐的病机，治以十枣汤，攻逐水饮，使饮邪得去，则头痛自止。使六经辨证理论不断丰富和发展。

是书对仲景制方精义颇有研究心得。如论麻黄汤“伤寒脉紧而无汗，营邪不易汗出，宜主麻黄走卫发汗，必藉桂枝以散营分之寒也”，“其着眼全在无汗而喘四字，麻黄走卫发汗，杏仁下气定喘，以是为主，而佐以桂枝入营散寒，甘草和中保液，视桂枝之调和营卫，以取微汗者不同也”。如论炙甘草汤“以炙甘草坐镇中州，而生地麦冬麻仁大枣人参阿胶之属，一派甘寒之药，滋阴复液，但阴无阳则不能化气，故复以桂枝生姜宣阳化阴，更以清酒通经隧，则脉复悸自安矣”。

总之，《伤寒寻源》阐发仲景之说，为伤寒正名，万病莫逃于伤寒，盖求伤寒各证之源，以经注论，以论证经，辨析表里虚实寒热疑似之处，探究仲景制方精义，使善悟者触类旁通，得其神髓。全书重在启人心悟，助医者步入仲景心法门径，以其实用价值得以广泛流传，促进了伤寒学的发展。

总书目

医经

内经博议

内经提要

内经精要

医经津渡

素灵微蕴

难经直解

内经评文灵枢

内经评文素问

内经素问校证

灵素节要浅注

素问灵枢类纂约注

清儒《内经》校记五种

勿听子俗解八十一难经

黄帝内经素问详注直讲全集

基础理论

运气商

运气易览

医学寻源

医学阶梯

医学辨正

病机纂要

脏腑性鉴

校注病机赋

内经运气病释

松菊堂医学溯源

脏腑证治图说人镜经

脏腑图说症治合璧

伤寒金匮

伤寒考

伤寒大白

伤寒分经

伤寒正宗

伤寒寻源

伤寒折衷

伤寒经注

伤寒指归

伤寒指掌

伤寒选录

伤寒绪论

伤寒源流

伤寒撮要

伤寒缵论

医宗承启

桑韩笔语

伤寒正医录

伤寒全生集

伤寒论证辨

伤寒论纲目

伤寒论直解

伤寒论类方
伤寒论特解
伤寒论集注（徐赤）
伤寒论集注（熊寿试）
伤寒微旨论
伤寒溯源集
订正医圣全集
伤寒启蒙集稿
伤寒尚论辨似
伤寒兼证析义
张卿子伤寒论
金匮要略正义
金匮要略直解
高注金匮要略
伤寒论大方图解
伤寒论辨证广注
伤寒活人指掌图
张仲景金匮要略
伤寒六书纂要辨疑
伤寒六经辨证治法
伤寒类书活人总括
张仲景伤寒原文点精
伤寒活人指掌补注辨疑

诊 法

脉微
玉函经
外诊法
舌鉴辨正
医学辑要
脉义简摩
脉诀汇辨
脉学辑要
脉经直指
脉理正义
脉理存真
脉理宗经
脉镜须知
察病指南
崔真人脉诀
四诊脉鉴大全
删注脉诀规正
图注脉诀辨真
脉诀刊误集解
重订诊家直诀
人元脉影归指图说
脉诀指掌病式图说
脉学注释汇参证治

针灸推拿

针灸节要
针灸全生
针灸逢源
备急灸法
神灸经纶
传悟灵济录
小儿推拿广意
小儿推拿秘诀
太乙神针心法
杨敬斋针灸全书

本　草

药征
药鉴
药镜
本草汇
本草便
法古录
食品集
上医本草
山居本草
长沙药解
本经经释
本经疏证
本草分经
本草正义
本草汇笺
本草汇纂
本草发明
本草发挥
本草约言
本草求原
本草明览
本草详节
本草洞诠
本草真诠
本草通玄
本草集要
本草辑要
本草纂要
药性提要
药征续编
药性纂要
药品化义
药理近考
食物本草
食鉴本草
炮炙全书
分类草药性
本经序疏要
本经续疏
本草经解要
青囊药性赋
分部本草妙用
本草二十四品
本草经疏辑要
本草乘雅半偈
生草药性备要
芷园臆草题药
类经证治本草
神农本草经赞
神农本经会通
神农本经校注
药性分类主治
艺林汇考饮食篇
本草纲目易知录
汤液本草经雅正
新刊药性要略大全
淑景堂改订注释寒热温平药性赋
用药珍珠囊　珍珠囊补遗药性赋

方　　书

医便
卫生编
袖珍方
仁术便览
古方汇精
圣济总录
众妙仙方
李氏医鉴
医方丛话
医方约说
医方便览
乾坤生意
悬袖便方
救急易方
程氏释方
集古良方
摄生总论
摄生秘剖
辨症良方
活人心法（朱权）
卫生家宝方
见心斋药录
寿世简便集
医方大成论
医方考绳愆
鸡峰普济方
饲鹤亭集方
临症经验方
思济堂方书
济世碎金方
揣摩有得集
亟斋急应奇方
乾坤生意秘韫
简易普济良方
内外验方秘传
名方类证医书大全
新编南北经验医方大成

临证综合

医级
医悟
丹台玉案
玉机辨症
古今医诗
本草权度
弄丸心法
医林绳墨
医学碎金
医学粹精
医宗备要
医宗宝镜
医宗撮精
医经小学
医垒元戎
证治要义
松厓医径
扁鹊心书
素仙简要

慎斋遗书

折肱漫录

济众新编

丹溪心法附余

方氏脉症正宗

世医通变要法

医林绳墨大全

医林纂要探源

普济内外全书

医方一盘珠全集

医林口谱六治秘书

识病捷法

温　病

伤暑论

温证指归

瘟疫发源

医寄伏阴论

温热论笺正

温热病指南集

寒瘟条辨摘要

内　科

医镜

内科摘录

证因通考

解围元薮

燥气总论

医法征验录

医略十三篇

琅嬛青囊要

医林类证集要

林氏活人录汇编

罗太无口授三法

芷园素社痎疟论疏

女　科

广生编

仁寿镜

树蕙编

女科指掌

女科撮要

广嗣全诀

广嗣要语

广嗣须知

孕育玄机

妇科玉尺

妇科百辨

妇科良方

妇科备考

妇科宝案

妇科指归

求嗣指源

坤元是保

坤中之要

祈嗣真诠

种子心法

济阴近编

济阴宝筏

秘传女科

秘珍济阴

黄氏女科

女科万金方

彤园妇人科

女科百效全书

叶氏女科证治

妇科秘兰全书

宋氏女科撮要

茅氏女科秘方

节斋公胎产医案

秘传内府经验女科

儿　科

婴儿论

幼科折衷

幼科指归

全幼心鉴

保婴全方

保婴撮要

活幼口议

活幼心书

小儿病源方论

幼科医学指南

痘疹活幼心法

新刻幼科百效全书

补要袖珍小儿方论

儿科推拿摘要辨症指南

外　科

大河外科

外科真诠

枕藏外科

外科明隐集

外科集验方

外证医案汇编

外科百效全书

外科活人定本

外科秘授著要

疮疡经验全书

外科心法真验指掌

片石居疡科治法辑要

伤　科

正骨范

接骨全书

跌打大全

全身骨图考正

伤科方书六种

眼　科

目经大成

目科捷径

眼科启明

眼科要旨

眼科阐微

眼科集成

眼科纂要

银海指南

明目神验方

银海精微补

咽喉口齿

养　　生

医案医话医论

养性轩临证医案

养新堂医论读本

祝茹穹先生医印

谦益斋外科医案

太医局诸科程文格

古今医家经论汇编

莲斋医意立斋案疏

医　　史

医学读书志

医学读书附志

综　　合

元汇医镜

平法寓言

寿芝医略

杏苑生春

医林正印

医法青篇

医学五则

医学汇函

医学集成

医学辩害

医经允中

医钞类编

证治合参

宝命真诠

活人心法（刘以仁）

家藏蒙筌

心印绀珠经

雪潭居医约

嵩厓尊生书

医书汇参辑成

罗氏会约医镜

罗浩医书二种

景岳全书发挥

新刊医学集成

寿身小补家藏

胡文焕医书三种

铁如意轩医书四种

脉药联珠药性食物考

汉阳叶氏丛刻医集二种